Ratgeber Psychische Auffälligkeiten
bei Kindern und Jugendlichen

Ratgeber Kinder- und Jugendpsychotherapie
Band 2
Ratgeber Psychische Auffälligkeiten bei Kindern
und Jugendlichen
von Prof. Dr. Manfred Döpfner und Prof. Dr. Franz Petermann

Herausgeber der Reihe:
Prof. Dr. Manfred Döpfner, Prof. Dr. Gerd Lehmkuhl,
Prof. Dr. Franz Petermann

Ratgeber
Psychische Auffälligkeiten bei Kindern und Jugendlichen

Informationen für Betroffene, Eltern, Lehrer und Erzieher

von Manfred Döpfner
und Franz Petermann

2., aktualisierte Auflage

HOGREFE

GÖTTINGEN · BERN · WIEN · PARIS · OXFORD · PRAG
TORONTO · CAMBRIDGE, MA · AMSTERDAM · KOPENHAGEN

Prof. Dr. Manfred Döpfner, geb. 1955. Seit 1989 Leitender Psychologe an der Klinik und Poliklinik für Psychiatrie und Psychotherapie des Kindes- und Jugendalters der Universität zu Köln und dort seit 1999 Professor für Psychotherapie in der Kinder- und Jugendpsychiatrie. Seit 1999 Leiter des Ausbildungsinstituts für Kinder- und Jugendlichenpsychotherapie AkiP an der Universität Köln und seit 2000 Wissenschaftlicher Leiter des Instituts Köln der Christoph-Dornier-Stiftung für Klinische Psychologie.

Prof. Dr. Franz Petermann, geb. 1953. 1991-2007 Lehrstuhl für Klinische Psychologie, seit 2007 Lehrstuhl für Klinische Psychologie und Psychologische Diagnostik an der Universität Bremen und seit 1996 Direktor des Zentrums für Klinische Psychologie und Rehabilitation. Seit 2007 Wissenschaftlicher Leiter des Instituts Bremen der Christoph-Dornier-Stiftung für Klinische Psychologie.

Wichtiger Hinweis: Der Verlag hat für die Wiedergabe aller in diesem Buch enthaltenen Informationen (Programme, Verfahren, Mengen, Dosierungen, Applikationen etc.) mit Autoren bzw. Herausgebern große Mühe darauf verwandt, diese Angaben genau entsprechend dem Wissensstand bei Fertigstellung des Werkes abzudrucken. Trotz sorgfältiger Manuskriptherstellung und Korrektur des Satzes können Fehler nicht ganz ausgeschlossen werden. Autoren bzw. Herausgeber und Verlag übernehmen infolgedessen keine Verantwortung und keine daraus folgende oder sonstige Haftung, die auf irgendeine Art aus der Benutzung der in dem Werk enthaltenen Informationen oder Teilen davon entsteht. Geschützte Warennamen (Warenzeichen) werden nicht besonders kenntlich gemacht. Aus dem Fehlen eines solchen Hinweises kann also nicht geschlossen werden, dass es sich um einen freien Warennamen handele.

Bibliografische Information der Deutschen Nationalbibliothek

Die Deutsche Nationalbibliothek verzeichnet diese Publikation in der Deutschen Nationalbibliografie; detaillierte bibliografische Daten sind im Internet über http://dnb.d-nb.de abrufbar.

Die erste Auflage des Buches ist unter der Autorenschaft von Manfred Döpfner, Gerd Lehmkuhl, Dietmar Heubrock und Franz Petermann erschienen.

© 2000 und 2008 Hogrefe Verlag GmbH & Co. KG
Göttingen · Bern · Wien · Paris · Oxford · Prag
Toronto · Cambridge, MA · Amsterdam · Kopenhagen

http://www.hogrefe.de
Aktuelle Informationen · Weitere Titel zum Thema · Ergänzende Materialien

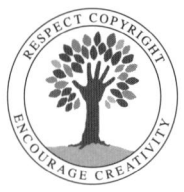

Umschlagabbildungen: © Getty Images, München
Illustrationen: Klaus Gehrmann, Boppard; www.klausgehrmann.net
Satz: Beate Hautsch, Göttingen
Gesamtherstellung: AZ Druck und Datentechnik GmbH, Kempten
Printed in Germany
Auf säurefreiem Papier gedruckt

ISBN 978-3-8017-2208-1

Zielsetzung des Ratgebers

Dieser Ratgeber informiert über die verschiedenen Erscheinungsformen, die Ursachen, den Verlauf und die Behandlungsmöglichkeiten von psychischen Auffälligkeiten im Kindes- und Jugendalter. Die Informationen richten sich an Eltern, Erzieher und Lehrer, sie wenden sich aber auch an Jugendliche selbst, die an psychischen Problemen leiden. Eltern, Lehrer und Erzieher erhalten kurzgefasste Empfehlungen zum Umgang mit psychischen Problemen von Kindern und Jugendlichen in der Familie, in der Schule und im Kindergarten.

Dies ist der zweite Band in der Reihe *Ratgeber Kinder- und Jugendpsychotherapie*, die als eine Ergänzung zur Reihe *Leitfaden Kinder- und Jugendpsychotherapie* konzipiert ist, in der die Diagnostik und Therapie psychischer Auffälligkeiten im Kindes- und Jugendalter beschrieben wird. Der Ratgeber ergänzt den Leitfaden zur Diagnostik psychischer Störungen (Döpfner & Petermann, 2008), der sich an Psychologische und Ärztliche Psychotherapeuten richtet. Natürlich können in einem kurzen Band nicht alle Fragen beantwortet werden, er kann aber als eine erste Information und Orientierung all jenen dienen, die sich über psychische Probleme und Auffälligkeiten von Kindern und Jugendlichen informieren wollen. In den Kapiteln werden Hinweise auf vertiefende Literatur gegeben. Einzelne Kapitel dieses Ratgebers wurden in Anlehnung an die Serie „Facts for Families" konzipiert, die von der amerikanischen Fachgesellschaft für Kinder- und Jugendpsychiatrie, der American Academy of Child and Adolescent Psychiatry (www.aacap.org) publiziert wurden.

Köln und Bremen, im Mai 2008

Manfred Döpfner und Franz Petermann

Döpfner, M. & Petermann, F. (2008). *Diagnostik psychischer Störungen im Kindes- und Jugendalter. Leitfaden Kinder- und Jugendpsychotherapie, Band 2* (2. Aufl.). Göttingen: Hogrefe.

Inhalt

1 Zur Orientierung

1.1 Probleme gehören dazu!

Kennen Sie das?

Kinder können so viel Spaß machen – das denkt die Mutter von Thomas und Tanja häufig. Aber manchmal gibt es Tage, da könnte sie aus der Haut fahren und ihr wächst alles über den Kopf. Sie muss dann schon viel Kraft haben, um all die großen und kleinen Probleme ihrer beiden Kinder zu bewältigen. Dafür gibt es dann aber auch wieder Zeiten, in denen sie richtig glücklich mit ihren beiden Kindern ist.

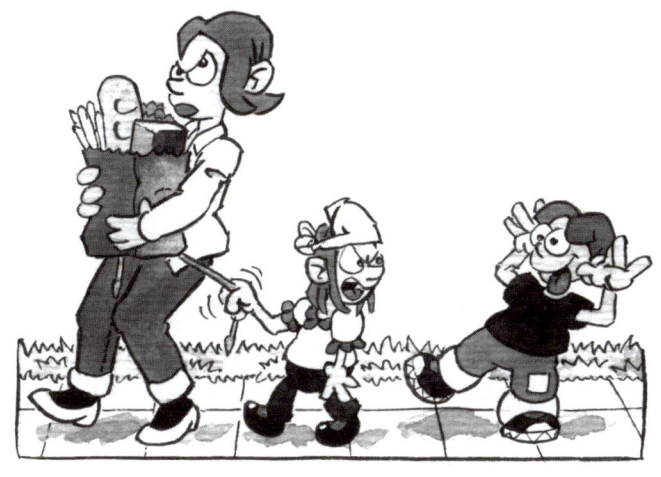

Für viele Eltern sind die Kinder eine wichtige Quelle der Freude und Erfüllung. Aber Kinder können auch unendlich anstrengend sein und den Eltern sehr viele Sorgen bereiten! Das aber sind die beiden Seiten der gleichen Medaille. Wir könnten nicht soviel Freude und Erfüllung mit unseren Kindern erfahren, wenn sie uns nicht auch Probleme machen und Sorgen bereiten würden. Probleme und Sorgen gehören dazu.

Alle Kinder und Jugendliche haben im Laufe ihrer Entwicklung schwierige Situationen zu bewältigen und können dabei auch psychische Probleme entwickeln und alle Eltern finden ihre Kinder auch einmal belastend oder machen sich Sorgen über die Entwicklung ihrer Kinder. Alle Kin-

9

der sind irgendwann einmal auch Problemkinder und alle Familien haben Probleme zu bewältigen. Probleme gehören also dazu: Es gibt keine Kinder, die während ihrer gesamten Entwicklung unproblematisch sind. Probleme sind keine Ausnahmen, sondern Normalität. Wenn Kinder und Jugendliche gemeinsam mit ihren Eltern oder auch gemeinsam mit ihren Erziehern oder Lehrern Probleme bewältigen, dann sind sie gut vorbereitet auf Schwierigkeiten, auf die sie im Laufe ihres weiteren Lebens treffen werden. Die meisten Probleme bewältigen Kinder oder Jugendliche selbst oder gemeinsam mit ihren Eltern, Erziehern, Lehrern oder auch Freunden. Bei den allerwenigsten Problemen brauchen Eltern und Kinder zusätzliche Hilfe. Dieser Ratgeber will Eltern, Erzieher und Lehrer darüber informieren, wie sie alltägliche Probleme bewältigen können und wie sie erkennen können, wann sie zusätzlich Unterstützung brauchen und wie sie solche Hilfen auch erhalten.

1.2 Was sind psychische Probleme oder Auffälligkeiten?

Kennen Sie das?

Eigentlich ist Vera ein freundliches und nettes Mädchen. Seit einigen Monaten aber rasselt sie regelmäßig mit ihrer Mutter zusammen! Nichts von dem, was die Mutter sagt oder tut, passt Vera. Die Mutter hat den Eindruck, dass Vera auf kaum eine Aufforderung reagiert. Außerdem bemerkt die Mutter, dass Vera abends schlecht einschlafen kann. Morgens ist sie dann übermüdet und gereizt. In die Schule geht sie auch nicht mehr gerne und wenn ihre beste Freundin anruft, lässt sie sich verleugnen. Die Mutter macht sich Sorgen und fragt sich, ob Vera ein ernst zu nehmendes Problem hat, ob noch alles normal ist oder ob sich bei Vera eine

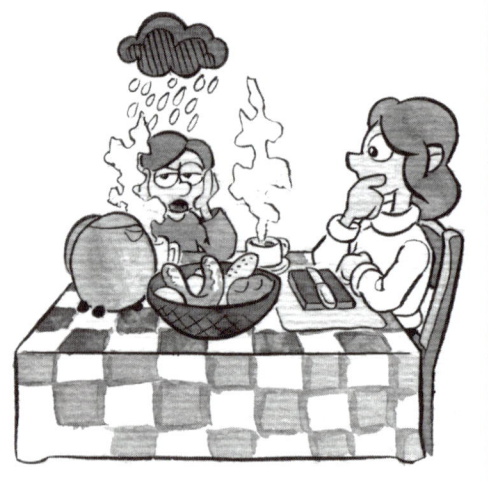

> psychische Störung oder gar Krankheit entwickelt. Sie überlegt sich, mit Vera zu einem Spezialisten zu gehen, damit dieser ihr sagen kann, ob das alles noch normal ist.

Die meisten Eltern fragen sich irgendwann einmal, ob sich ihr Kind normal verhält oder ob es eine ernst zu nehmende Problematik, Störung oder gar Erkrankung hat. Bei psychischen Auffälligkeiten ist es allerdings anders als bei den meisten körperlichen Erkrankungen – da hat man entweder eine Erkrankung oder man hat sie nicht: Entweder das Kind hat Masern oder es hat keine; und wenn es Masern hat, dann muss man auch etwas dagegen tun. Bei den psychischen Problemen ist es eher wie bei Übergewicht oder Bluthochdruck – die Übergänge sind fließend und ab einer bestimmten Grenze sagt man: Jetzt ist es auffällig. Aber niemand kann genau sagen, warum man die Grenze genau da setzt, wo sie gezogen wird. So ist das auch bei den psychischen Auffälligkeiten, niemand kann genau die Grenze bestimmen zwischen „noch normal" oder „schon auffällig". Wir wissen nur: Je stärker ein Problem ausgeprägt ist, um so eher müssen wir es als eine Auffälligkeit bewerten und wir wissen, dass es Probleme gibt, die ernster zu nehmen sind als andere. Probleme sollten also weder verharmlost werden noch sollten sie uns zu heftigen oder panischen Reaktionen veranlassen. Verschiedene Menschen schätzen das gleiche Verhalten in unterschiedlichem Maße als problematisch ein. Wie sehr ein Verhalten als problematisch erlebt wird, das hängt natürlich von dem Ausmaß, der Heftigkeit oder von der Häufigkeit ab, mit der das Problem auftritt. Es hängt auch von dem Grad ab, in dem das Kind, der Jugendliche oder seine Bezugspersonen unter der Problematik leiden und in dem die Entwicklungsmöglichkeiten des Kindes oder Jugendlichen durch die Probleme eingeschränkt werden. Außerdem wird ein Problem um so schwerwiegender erlebt, je weniger das Kind oder der Jugendliche und auch die Eltern, die Lehrer oder Erzieher Möglichkeiten sehen, das Problem selbstständig zu bewältigen. Wenn beispielsweise in einer Familie verschiedene Belastungen zusammenkommen (z. B. Probleme der Eltern am Arbeitsplatz, Schwierigkeiten in der Ehe und finanzielle Probleme), dann wird ein bestimmtes Verhalten eines Kindes schneller zu einem richtigen Problem, als wenn diese anderen Belastungen nicht vorhanden sind. Wenn Sie also das Gefühl haben, dass Sie bei der Erziehung des Kindes etwas nicht alleine bewältigen können oder dass das Problem Ihr Kind oder Sie selbst sehr belastet, dann sollten Sie sich Rat und Unterstützung zunächst bei Ihrem Partner, bei Verwandten oder guten Bekannten und schließlich auch bei Fachleuten holen.

Wenn Sie Ihr Kind einem Fachmann, einem Psychologen oder Arzt vorstellen, dann wird dieser sich die Sorgen und Probleme genau anhören, um eine eigene Einschätzung der Schwierigkeiten vornehmen zu können. Häufig wird er diese eigene Beurteilung in Form einer Diagnose zusammenfassen. Die Diagnose ist also oft nichts anderes als die Kurzbezeichnung für ein Problem, die dem Fachmann hilft, die richtigen Maßnahmen auszusuchen. Sie ist wichtig, aber sie ist nicht zu wichtig, da man mit einer solchen Diagnose meist noch nichts über die genauen Ursachen des Problems sagen kann, das heißt es steht auch noch nicht fest, was genau unternommen werden muss, um das Problem zu mindern.

Viele Probleme lassen sich zumindest vermindern, aber manche Probleme lassen sich auch gar nicht oder nicht weit genug lösen. Dann stellt sich die Frage, wie das Kind selbst, die Familie und andere Bezugsperson mit diesem Problem umgehen können, welche Unterstützung sie brauchen, um trotz der psychischen Auffälligkeiten mit dem Leben so gut es geht zurechtzukommen.

1.3 Was sind die Ursachen?

Kennen Sie das?

> Marc hat große Schwierigkeiten in der Schule und er kommt auch mit seinen Klassenkameraden schlecht aus. Die Eltern zerbrechen sich den Kopf, wie es zu diesen Problemen hat kommen können, wo sie doch immer so bemüht waren, alles richtig zu machen. Die kleine Schwester hat sich schließlich auch völlig unproblematisch entwickelt! Die Mutter hat das Gefühl, irgendwie versagt zu haben, obwohl sie selbst nicht so genau weiß, was sie falsch gemacht hat. Vielleicht hat sie doch wieder zu früh mit der Berufstätigkeit begonnen oder vielleicht liegt alles daran, dass Marc im Alter von zwei Jahren für eine Woche mit hohem Fieber in die Klinik musste?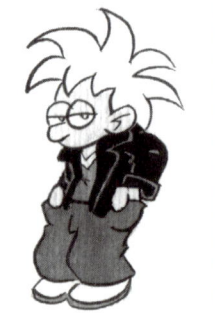

Wenn psychische Probleme und Auffälligkeiten bei Kindern oder Jugendlichen auftreten, dann wollen Eltern natürlich wissen, woher das kommt. Sie hoffen, dass man damit dann auch weiß, was konkret zu tun ist, um das Problem zu lösen.

Grundsätzlich wissen wir, wodurch psychische Problemen verursacht werden können. Wir haben im konkreten Einzelfall jedoch meist große Probleme, die genaue Ursache exakt festzustellen und sind häufig auf Vermutungen angewiesen. Im Wesentlichen lassen sich drei Hauptursachen für psychische Probleme benennen:

* *Erbliche Ursachen.* Mittlerweile wissen wir, dass wir nicht nur körperliche Merkmale, wie die Haar- und Augenfarbe vererben, sondern dass auch viele psychische Merkmale zu einem Teil durch unser Erbgut, die Gene, mitbestimmt wird. Allerdings sind die Vererbungswege bei psychischen Merkmalen und Auffälligkeiten von Menschen noch komplizierter als bei körperlichen Merkmalen. Kaum eine psychische Auffälligkeit oder Störung wird ausschließlich durch das Erbgut bestimmt. Es gibt aber Erbanlagen, die das Risiko zur Entwicklung bestimmter psychischer Auffälligkeiten erhöhen können. Die Menschen sind also aufgrund ihres Erbgutes in unterschiedlichem Maße verwundbar für psychische Auffälligkeiten oder Störungen.

* *Schädigungen des Gehirns.* Wenn das Gehirn verletzt wird, beispielsweise bei einem Autounfall, dann können direkt durch diese Schädigung auch psychische Störungen ausgelöst werden. Es gibt aber auch noch andere Möglichkeiten der Schädigung eines Gehirns, die häufiger vorkommen – beispielsweise während der Schwangerschaft und der Geburt oder durch Erkrankungen, die das Gehirn in Mitleidenschaft ziehen (z. B. Hirnhautentzündungen). Solche Schädigungen können ebenfalls das Risiko erhöhen, dass ein Kind eine psychische Auffälligkeit entwickelt. Aber auch hier ist es, wie bei den erblichen Einflüssen, nicht so einfach und eindeutig. Noch vor wenigen Jahren hatte man beispielsweise vor allem Geburts- und Schwangerschaftskomplikationen für die Entwicklung von bestimmten psychischen Störungen bei Kindern verantwortlich gemacht. Mittlerweile weiß man aber, dass die Zusammenhänge nicht so klar sind, wie man das vermutet hat – es gibt viele Kinder, bei denen es während Schwangerschaft und Geburt erhebliche Komplikationen gab und die sich völlig unauffällig weiterentwickeln. Wir wissen aber mittlerweile, dass bestimmte Schädigungen des Gehirns das Risiko zur Entwicklung von psychischen Auffälligkeiten erhöhen können.

* *Umwelteinflüsse.* Zu den Umwelteinflüssen zählen vor allem die Einflüsse in der Familie, aber auch im Kindergarten, in der Schule und in der Gleichaltrigengruppe. Darüber hinaus müssen auch noch andere Einflüsse unserer Umwelt – beispielsweise Belastungen mit Lärm

oder mit Schadstoffen – angeführt werden. Umwelteinflüsse tragen erheblich zur Entwicklung psychischer Auffälligkeiten von Kindern und Jugendlichen bei. Aber auch hier ist es nicht so einfach, wie noch vor einiger Zeit gedacht. Es gibt viele Kinder, die unter sehr ungünstigen Umweltbedingungen aufwachsen und kaum psychische Auffälligkeiten entwickeln. Ungünstige Umweltbedingungen erhöhen also ebenfalls das Risiko für psychische Auffälligkeiten, aber selten sind sie ausschließlich dafür verantwortlich. Dennoch ist die Veränderung solcher Umweltbedingungen ein sehr wichtiger Ansatzpunkt bei der Veränderung von psychischen Problemen.

Die meisten psychischen Problemen sind also nicht durch eine Ursache alleine bedingt; häufig spielen mehrere Faktoren zusammen. Im Einzelfall können wir daher die einzelnen Ursachen und das Zusammenspiel der verschiedenen Faktoren oft nicht genau bestimmen. Dennoch reicht es meist, wenn wir einige der Faktoren erkennen und verändern können, um die Problematik zu vermindern. Es kann also durchaus sein, dass Sie als Eltern bei einem Fachmann keine endgültige und völlig schlüssige Antwort auf die Frage nach den Ursachen der Probleme bekommen, sondern hauptsächlich Vermutungen, die aber konkret genug sind, um Maßnahmen zu ergreifen, die zu einer Verminderung der Probleme führen.

Weiterführende Literatur (Kapitel 1.1 – 1.3)

Literatur für Eltern, Erzieher oder Lehrer

Steinhausen, H.-Ch. (2003). *Seelische Störungen im Kindes- und Jugendalter* (2. Aufl.). Stuttgart: Klett-Cotta.

Rosner, R. (Hrsg.). (2007). *Psychotherapieführer Kinder und Jugendliche*. München: Beck.

Literatur für Fachleute

Goodman, R., Scott, S. & Rothenberger, A. (2008). *Kinderpsychiatrie kompakt*. Darmstadt: Steinkopff.

Petermann, F. (Hrsg.). (2008). *Lehrbuch der Klinischen Kinderpsychologie* (6., vollst. überarb. Aufl.). Göttingen: Hogrefe.

Steinhausen, H.-Ch. (2006). *Psychische Störungen bei Kindern und Jugendlichen. Lehrbuch der Kinder- und Jugendpsychiatrie* (6. Aufl.). München: Elsevier.

2 Psychische Probleme in verschiedenen Entwicklungsabschnitten

In keiner Lebensspanne durchlaufen Menschen stärkere körperliche und psychische Entwicklungen als im Kindes- und Jugendalter. Psychische Probleme und Auffälligkeiten von Kindern und Jugendlichen ändern sich daher auch in den verschiedenen Entwicklungsstufen dramatisch. Daher sollen in den folgenden Abschnitten die Besonderheiten der einzelnen Entwicklungsphasen zusammen mit den typischen Problemen und Herausforderungen sowie den Auffälligkeiten, die entstehen können, kurz beschrieben werden:

- im Säuglings- und Kleinkindalter (etwa bis 3 Jahre),
- im Kindergarten- und Vorschulalter (von etwa 3 bis 6 Jahren),
- im Grundschulalter (von etwa 6 bis 12 Jahren),
- in der Pubertät und im Jugendalter (etwa ab 12 Jahren).

2.1 Auffälligkeiten und Probleme bei Säuglingen und Kleinkindern

Kennen Sie das?

Die Eltern haben sich so auf die Geburt ihres Kindes gefreut. Die Schwangerschaft war zwar auch belastend, aber letztendlich ging doch alles gut. Von Anfang an aber war der jetzt neun Monate alte Jan richtig anstrengend. Vor allem sein häufiges Schreien macht die Eltern richtig

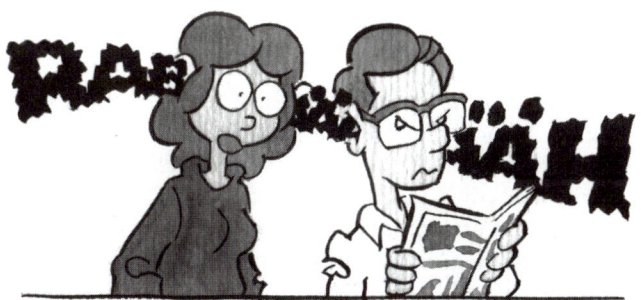

mürbe. Manchmal sind sie regelrecht verzweifelt, weil sie nicht wissen, wie sie Jan zur Ruhe bringen können. Nachts wird er immer noch dreimal, viermal wach und schläft dann nur sehr schwer ein. Das Stillen war von Anfang an mühsam und auch die Verdauung machte Probleme. Die Mutter, die sich so auf das Kind gefreut hat, fühlt sich einsam und frustriert; sie vermisst ihre frühere Berufstätigkeit und die Kontakte mit den Arbeitskollegen schmerzlich. Auch die Partnerschaft leidet unter dieser starken Belastung. Die Eltern finden kaum noch Zeit füreinander.

Entwicklungsschritte und Entwicklungsprobleme

In den ersten zwei bis drei Lebensjahren durchlaufen Kinder eine so rasante Entwicklung wie in keinem anderen Lebensabschnitt und auch für die Eltern und die ganze Familie stellt diese Phase eine Zeit größter Veränderungen dar. Eltern und Kind müssen sich aufeinander einstellen und ein harmonisches Zusammenspiel entwickeln. Das Kind, bei Geburt weitestgehend unselbstständig und von der Mutter völlig abhängig, gewinnt von Lebensmonat zu Lebensmonat an Eigenständigkeit und nimmt in zunehmendem Maße seine Umwelt wahr und tritt mit ihr in Kontakt. Zu den Eltern entwickelt es eine enge Bindung.

Die drei häufigsten Schwierigkeiten in den ersten zwei Lebensjahren sind:

- extrem häufiges Schreien,
- Schlaf- und
- Fütterprobleme.

Außerdem kann es sein, dass ein Kind in einzelnen Entwicklungsbereichen nicht so voranschreitet, wie das normalerweise der Fall ist – beispielsweise bei der Entwicklung der Körperkoordination oder der Sprache (siehe Kap. 3.1).

Schreien, Weinen und Quengeln sind völlig normale Ausdrucksformen von Kleinkindern, die auch dazu dienen, Bedürfnisse zu äußern. Fachleute sprechen von exzessivem Schreien, wenn es länger als drei Stunden am Tag dauert, an mehr als drei Tagen in der Woche auftritt und länger als drei Wochen anhält. In den ersten drei Monaten ist das bei vielen Kindern so und meist legt es sich innerhalb dieses Zeitraumes. Hält das Schreien länger an, dann steigt allerdings das Risiko, dass die Kinder auch später Probleme entwickeln. Körperliche Ursachen (z. B. eindeutige Hinweise auf

Koliken) lassen sich für das Schreien in den meisten Fällen nicht finden. Eltern sind oft sehr verunsichert, weil sie alles Mögliche ohne durchschlagenden Erfolg versucht haben.

Viele dieser Schreibabys haben auch zusätzlich *Schlafprobleme*, wobei Schlafprobleme insgesamt häufig vorkommen – etwa 20 Prozent der Einjährigen wecken ihre Eltern mehrmals pro Nacht. Es ist durchaus üblich, dass Säuglinge und Kleinkinder in der Nacht aufwachen; den meisten gelingt es aber, sich selbst wieder zu beruhigen und in den Schlaf zurückzufinden. Trinkschwäche, würgen und spucken bei der *Nahrungsaufnahme* oder *Nahrungsverweigerung* kommen im Säuglings- und Kleinkindalter ebenfalls häufig vor. Mütter (die es ja meistens betrifft) fühlen sich aber sehr verunsichert, wenn solche Fütterprobleme auftreten.

Was können Sie tun?

Die beschriebenen Verhaltensprobleme von Kleinkindern treten häufig auf, sie können für Eltern aber wirklich sehr belastend sein. Folgende Grundregeln können bei der Bewältigung der Probleme helfen:

1. **Entlasten Sie sich!** So schön es ist, ein Kind zu haben; die wenigsten Eltern sehen ihre ausschließliche Erfüllung in der Mutterschaft oder der Vaterschaft. Gestehen Sie sich auch das Recht zu eigenen Wünschen und Bedürfnissen unabhängig von Ihrem Kind zu und tun Sie auch etwas für sich selbst. Vor allem bei kleinen Kindern kann es sehr schwer sein, diese Bedürfnisse auch wirklich zu befriedigen, aber Sie sollten kein schlechtes Gewissen haben, wenn Sie solche Bedürfnisse verspüren und ihnen nachkommen.

2. **Versuchen Sie nicht, perfekt zu sein!** Alle Mütter und Väter machen Fehler, werden ungeduldig und fahren mal aus der Haut. Wenn Sie den Anspruch an sich selbst haben, alles perfekt machen zu wollen, dann setzen Sie sich selbst unter einen enormen Druck, der weder Ihnen noch Ihrem Kind hilft.

3. **Verteilen Sie die Aufgaben!** Schwierige Säuglinge und Kleinkinder belasten Eltern erheblich. Aus diesem Grund ist es wichtig, dass Sie die Belastungen auf mehrere Schultern verteilen. Treffen Sie möglichst klare Absprachen mit Ihrem Partner und anderen, die Sie unterstützen können.

4. **Bleiben Sie möglichst gelassen!** Das ist leichter gesagt als getan. Denken Sie daran, dass die beschriebenen Probleme bei Kleinkindern häufig sind, dass sie nicht bedeuten, dass Sie etwas falsch ma-

chen. Bevor Sie impulsiv reagieren, lehnen Sie sich zurück, atmen Sie durch und machen Sie erst dann das, was nötig ist.

5. **Bauen Sie einen festen Tagesrhythmus auf!** Kinder, die viel schreien, unregelmäßig schlafen oder Fütterprobleme haben, finden von selbst keinen richtigen Rhythmus. Um so wichtiger ist es, dass Sie einen klaren Tagesrhythmus aus Füttern, Spielzeiten, Spaziergängen und Schlafzeiten schaffen; zu viel Veränderung oder Anregung – zum Beispiel rascher Wechsel zwischen Herumtragen, kräftigem Wiegen, Schaukeln und Ablenken – ist nicht gut.

6. **Nützen Sie Phasen, in denen es gut geht.** Wenden Sie sich dem Kind regelmäßig zu, passen Sie günstige Momente ab und gehen Sie nicht erst dann zum Kind, wenn es schreit oder weint.

7. **Reagieren Sie auf kleine Fortschritte positiv.** Gehen Sie auf das Kind ein (aber nicht zu intensiv), wenn es etwas länger geschlafen, weniger geschrien oder besser gegessen hat. Erwarten Sie keine schnellen Veränderungen und rechnen Sie auch mit gelegentlichen Rückschritten.

8. **Wenn etwas sonst Schwieriges gut gegangen ist, dann achten Sie darauf,** was Sie möglicherweise anders gemacht haben. Erwarten Sie aber nicht, dass es von da ab immer gut läuft.

9. **Geben Sie dem Kind Zeit, sich selbst zu beruhigen.** Gehen Sie nicht bei jedem ersten Anzeichen von Unbehagen sofort und intensiv auf das Kind ein; seien Sie behutsam; achten Sie auf Anzeichen, dass das Kind sich selbst wieder beruhigt. Gehen Sie auf das Kind ein, wenn es sich wieder beruhigt hat.

Was können Therapeuten tun?

Wenn es Ihnen nicht gelingt, die Probleme zu vermindern und wenn Sie sehr unter den Schwierigkeiten leiden, dann sollten Sie sich Rat bei Fachleuten holen. Der erste Ansprechpartner ist hier meist der Kinderarzt, der dann auch andere Spezialisten zurate ziehen kann – beispielsweise in sozialpädiatrischen Zentren, Frühförderstellen oder auch kinderpsychiatrischen und kinderpsychologischen Einrichtungen. Nach einer diagnostischen Abklärung, die sowohl mögliche körperliche als auch psychische Ursachen der Problematik berücksichtigt, kann eine entsprechende Therapie oder Förderung eingeleitet werden.

Bei Kindern mit Entwicklungsrückständen ist manchmal eine entsprechende Entwicklungsförderung oder Entwicklungstherapie angezeigt (siehe Kap.

3.1). Bei Schreibabys oder Kindern mit Problemen bei der Nahrungsaufnahme oder beim Schlafen ist es meist notwendig, dass mit der Hauptbezugsperson (meist der Mutter) und dem Kind gemeinsam gearbeitet wird. Mit der Mutter werden Möglichkeiten des Umgangs mit dem Kind erarbeitet, wodurch sich die genannten Probleme häufig deutlich vermindern lassen.

Weiterführende Literatur

Literatur für Eltern, Erzieher oder Lehrer

Herbert, M. (1999). *Essen und Schlafengehen. Probleme und Lösungen.* Bern: Huber.
Largo, R.H. (2001). *Babyjahre. Die frühkindliche Entwicklung aus biologischer Sicht.* München: Piper.

Literatur für Fachleute

Brisch, K.H. (2001). *Bindungsstörungen. Von der Bedingungstheorie zur Therapie* (2. Aufl.). Stuttgart: Klett-Cotta.
Papousek, M., Schieche, M. & Wurmser, H. (Hrsg.). (2004). *Regulationsstörungen der frühen Kindheit.* Bern: Huber.
Petermann, F., Niebank, K. & Scheithauer, H. (Hrsg.). (2000). *Risiken in der frühkindlichen Entwicklung. Entwicklungspsychopathologie der ersten Lebensjahre.* Göttingen: Hogrefe.

2.2 Auffälligkeiten und Probleme im Kindergarten- und Vorschulalter

Kennen Sie das?

Mit drei Jahren kam Mark in den Kindergarten. Anfangs hing er noch sehr an der Mutter, im Kindergarten fiel ihm die Trennung von ihr sichtlich schwer. Das legte sich aber nach einigen Monaten. Nachts macht er noch häufiger ins Bett. Beim Spielen zeigt er wenig Ausdauer und etwas Erkennbares zeichnen konnte er mit vier Jahren auch noch nicht. Wenn die Eltern ihm etwas verbieten, dann reagiert er erst einmal gar nicht. Und wenn sie dann darauf bestehen, bekommt er einen Wutanfall und schreit, dass die Ohren klingeln.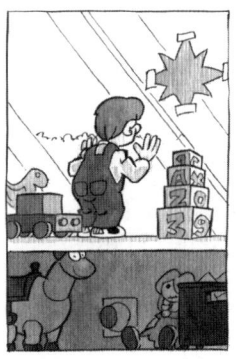

Entwicklungsschritte und Entwicklungsprobleme

Im Kindergarten- und Vorschulalter erweitert sich der Handlungs- und Spielraum des Kindes erheblich. Erstmals tritt es aus der Familie heraus und integriert sich in eine feste Gruppe. Es entwickelt Freundschaftsbeziehungen zu Gleichaltrigen und neben den Eltern treten neue wichtige erwachsene Bezugspersonen ins Leben – die Erzieherin im Kindergarten, die Tagesmutter. Die körperliche Geschicklichkeit entwickelt sich weiter, die Kinder lernen Malen, die Sprache verbessert sich, die Sauberkeitsentwicklung wird abgeschlossen. Die Kinder erfahren ihre Eigenständigkeit und erproben sie auch häufig beispielsweise durch häufiges Verweigern, das sich bis zu heftigen Wutausbrüchen steigern kann. Sie entwickeln Vorlieben und Abneigungen und damit auch eine eigene Identität. Mit diesen großen Veränderungen treten auch Ängste auf, die sich im Kleinkindalter noch gar nicht entwickeln konnten – Angst vor Dunkelheit, vor dem Alleinsein, vor Gespenstern und davor, von den Eltern dauerhaft getrennt zu werden.

Die häufigsten Auffälligkeiten und Probleme in diesem Altersbereich sind:

- Rückstände in der Entwicklung der Koordination und der körperlichen Geschicklichkeit (Motorik), in der Sprache und in der Spielfähigkeit.
- Verweigerndes und oppositionelles Verhalten verbunden mit heftigen Wutausbrüchen.
- Körperliche Unruhe und geringe Ausdauer beim Spiel und bei Beschäftigungen.
- Schwierigkeiten, sauber und trocken zu werden.
- Ängste vor vielfältigen Situationen und Unsicherheiten gegenüber anderen Kindern und Erwachsenen.
- Schwierigkeiten der Integration in den Kindergarten.

Was können Sie tun?

Spezielle Maßnahmen bei den meisten der genannten Probleme werden in Kapitel 3 beschrieben. Generell ist es wichtig zu sehen, dass Kinder in diesem Alter häufig zwischen ängstlicher Abhängigkeit und Anhänglichkeit einerseits und einem starken Selbstständigkeitsstreben sowie neugierigem Erkunden neuer Felder andererseits schwanken.

20

1. **Unterstützen Sie Ihr Kind in seinem Bedürfnis nach Selbstständigkeit.** Helfen Sie Ihrem Kind, wenn es etwas selbstständig machen will – sei es im Haushalt oder außerhalb der Familie. Je mehr das Kind eigenständig oder mit Ihrer Unterstützung Aufgaben bewältigen kann, um so besser. Wenn Sie für eine sichere Umgebung im Haushalt sorgen, damit das Kind nicht so schnell in gefährliche Situationen kommt, dann können Sie bei seinem Drang nach Selbstständigkeit auch gelassener sein.

2. **Geben Sie Ihrem Kind Halt, Struktur und Sicherheit.** Durch eine kontinuierliche Zuwendung und durch viel Lob können Sie das Verhalten Ihres Kindes wesentlich beeinflussen. Das Kind testet aber auch die Grenzen aus, deswegen ist es sehr wichtig, die Grenzen klar zu setzen und auch auf die Einhaltung der Grenzen zu achten. Damit geben Sie Ihrem Kinder nicht nur Struktur, sondern auch Sicherheit.

3. **Fördern Sie die Entwicklung Ihres Kindes,** indem Sie das Kind an den alltäglichen Aufgaben im Haushalt und in der Familie beteiligen, indem Sie viel mit dem Kind sprechen und mit ihm spielen. Achten Sie darauf, wofür das Kind sich spontan interessiert und bieten Sie ihm Möglichkeiten im Umgang mit vielfältigen Spiel- und Beschäftigungsmaterialien. Entwicklungsförderung ist kein Training, sondern findet vor allem auf spielerische Weise statt.

4. **Ermöglichen Sie Ihrem Kind Kontakte zu knüpfen.** Laden Sie andere Kinder ein, geben Sie Ihrem Kind Möglichkeiten, auf dem Spielplatz oder in einer Spielgruppe oder im Verein andere Kinder kennenzulernen, Kontakte aufzubauen und Konflikte zu lösen.

5. **Halten Sie Kontakt zum Kindergarten.** Tauschen Sie sich mit der Erzieherin im Kindergarten aus. Kinder verhalten sich in einer solchen Gruppe häufig anders als in der Familie. Die Gruppenerfahrung ist für Ihr Kind sehr wichtig, sie bereitet Ihr Kind auf sein künftiges Leben und Arbeiten in Gruppen vor. Die Erzieherin kann Ihr Kind mit vielen anderen Gleichaltrigen vergleichen und deshalb auch gut beurteilen.

Was können Therapeuten tun?

Wenn in der Familie oder im Kindergarten sehr starke Verhaltensprobleme auftreten oder das Kind im Vergleich zu anderen Kindern seines Alters deutliche Rückstände in seiner Entwicklung aufweist, dann sollten Sie sich an einen Fachmann wenden. Auch bei Kindern in diesem Alter wird der erste Ansprechpartner in der Regel der Kinderarzt sein, der dann weitere Fachleute hinzuziehen kann. Sie können sich aber auch an eine Erziehungsberatungsstelle, eine Frühförderstelle, einen niedergelassenen Kinder- und Jugendpsychiater oder einen Kinder- und Jugendlichenpsychotherapeuten wenden.

Nach einer diagnostischen Abklärung kann bei Bedarf eine entsprechende Therapie oder Förderung eingeleitet werden. Bei einer psychologischen Therapie wird der Therapeut in der Regel die Eltern und auch die Erzieher im Kindergarten einbeziehen, weil durch einen anderen Umgang der wichtigsten Bezugspersonen mit dem Kind sich Probleme häufig besser lösen lassen als durch eine Therapie des Kindes alleine.

2.3 Auffälligkeiten und Probleme im Grundschulalter

Kennen Sie das?

Im Kindergarten war Lena immer so ein liebes und ausgeglichenes Kind. Aber seit sie in die Schule gekommen ist, häufen sich die Probleme. Irgendwie kam sie von Anfang an mit ihrer Lehrerin nicht zurecht. Sie hatte Angst, sich zu melden und die Lehrerin hatte den Eindruck, dass Lena meist abwesend ist. Zu Hause wurden die Hausaufgaben zu ei-

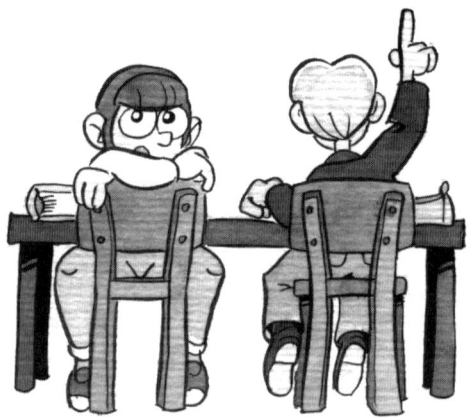

ner einzigen Schlacht zwischen Lena und ihrer Mutter. Lena trödelt und weiß tausend Ausreden, bis die Mutter schließlich aus der Haut fährt. Wütend setzt Lena sich hin, weiß aber nicht mehr, welche Aufgaben sie machen muss, sie findet das Mathe-Heft nicht und schimpft auf die Lehrerin. Wenn die Mutter sich umdreht, spielt sie mit dem Bleistift, schaut zum Fenster hinaus oder muss dringend zur Toilette. Bei den Mathe-Aufgaben verwechselt sie ständig Plus mit Minus; in Deutsch schreibt sie die Texte nicht richtig ab und ihre Schrift kann sowieso kaum einer lesen! Jetzt nässt sie gelegentlich nachts wieder ein, und die Mutter hat das Gefühl, dass sie abends oft Angst hat, wenn sie in ihr Bett geht.

Entwicklungsschritte und Entwicklungsprobleme

Mit der Einschulung kommen auf das Kind und die Familie neue Herausforderungen zu. Das Kind wird mit Leistungsanforderungen und Erwartungen konfrontiert, die Anforderungen an Konzentration und Ausdauer bei geistigen Tätigkeiten steigen erheblich. In der Familie werden Hausaufgaben zu einem wichtigen Thema. Aber auch im sozialen Bereich ist das Kind mit neuen Anforderungen konfrontiert – es integriert sich in einen festen Klassenverband, Beziehungen zu Gleichaltrigen gewinnen weiter an Bedeutung. Das Kind nimmt neue Kontakte auf und muss auch Konflikte mit Gleichaltrigen lösen.

Die häufigsten Probleme und Auffälligkeiten in diesem Altersbereich sind:

– Aufmerksamkeitsprobleme und Unruhe in der Schule und bei den Hausaufgaben.
– Aggressives Verhalten gegenüber Gleichaltrigen und oppositionelles Verhalten gegenüber Eltern und Lehrern, manchmal verbunden mit Leistungsverweigerung.
– Ängste vor der Schule, vor Leistungen oder vor Klassenkameraden und anderen Kindern, manchmal verbunden mit körperlichen Beschwerden.
– Mangelndes Selbstvertrauen, das sich in Rückzug vor Gleichaltrigen und Erwachsenen oder auch durch Unsicherheiten in Leistungssituationen äußern kann.

Was können Sie tun?

1. Unterstützen Sie Ihr Kind bei der Bewältigung der Leistungsanforderungen. Anfangs fällt es Kindern mitunter schwer, den Anforderungen an Ausdauer, Genauigkeit und geistiger Anstrengung gerecht

23

zu werden. Aus diesem Grund sollten Sie mit möglichst viel Geduld Ihr Kind bei der Bewältigung unterstützen. Versuchen Sie jedoch nicht, höhere Anforderungen an Ihr Kind zu stellen als die Schule. Falls Sie sich in dieser Hinsicht nicht sicher sind, dann sollten Sie sich mit der Klassenlehrerin abstimmen. Loben Sie Ihr Kind regelmäßig und achten Sie darauf, dass ihm schulische Leistungen auch Spaß machen.

2. **Unterstützen Sie Ihr Kind bei der Bewältigung der sozialen Anforderungen.** Helfen Sie Ihrem Kind neue Kontakte zu Klassenkameraden zu knüpfen. Erkundigen Sie sich bei Ihrem Kind, wie es mit Klassenkameraden zurechtkommt, ohne ihm das Gefühl zu geben, ständig ausspioniert zu werden.

3. **Helfen Sie Ihrem Kind, eigene Vorlieben und Interessen zu entwickeln.** Im Grundschulalter entwickeln viele Kinder spezifische Interessen, beispielsweise für ein besonderes Thema (Dinosaurier, Mineralien, Bücher), oder sie entwickeln stärker sportliche Aktivitäten (Fußball, Handball, Tischtennis). Sie bilden damit auch ihre eigene unverwechselbare Persönlichkeit aus.

4. **Halten Sie Kontakt zur Schule.** Häufig geben Kinder in der Schule ein anderes Bild ab als zu Hause. Durch einen regelmäßigen Kontakt mit der Klassenlehrerin können Sie sich gut über die Entwicklung Ihres Kindes in der Schule informieren. Sie erfahren dann auch schneller von kritischen Entwicklungen und können rechtzeitig eingreifen.

Was können Therapeuten tun?

Wenn in der Familie oder in der Schule sehr starke Verhaltensprobleme auftreten oder wenn das Kind deutliche Leistungsprobleme in der Schule hat, dann sollten Sie sich zunächst mit dem Lehrer Ihres Kindes besprechen und über Hilfsmöglichkeiten nachdenken. Bei Schulproblemen können häufig zunächst der schulpsychologische Dienst oder eine Beratungsstelle weiterhelfen. Bei manchen Kindern mit ausgeprägten und relativ stabilen Schulproblemen ist auch der Besuch einer Sonder- oder Förderschule notwendig und hilfreich. Kinder mit entsprechendem Förderbedarf können aber auch in Integrationsklassen in der Grundschule weiter beschult werden. Weitere Hilfen können niedergelassene Kinder- und Jugendlichenpsychotherapeuten oder Kinder- und Jugendpsychiater anbieten.

2.4 Auffälligkeiten und Probleme in der Pubertät und im Jugendalter

Kennen Sie das?

Die Schwierigkeiten fingen so richtig an, als Franziska von der Grundschule auf die Realschule wechselte. Anfangs fand sie die neue Schule und die Lehrer noch ganz in Ordnung, aber dann passte ihr gar nichts mehr – die Schule fand sie doof, die Lehrer sowieso, die Eltern verboten ihr alles, was ihr wichtig war. Die Musik musste sie immer leise drehen, abends fortgehen durfte sie nicht und überhaupt konnte sie sich für ihre Eltern eigentlich nur noch schämen! Mit Ach und Krach schaffte sie die siebte und achte Klasse. Sie gehört jetzt zu den größten in der Klasse, aber eigentlich kann sie sich selbst oft gar nicht leiden; sie findet sich immer etwas zu dick, das meint sie auch an den Blicken der Jungen zu merken und mit ihren besten Freundinnen kommt sie auch nicht mehr zurecht.

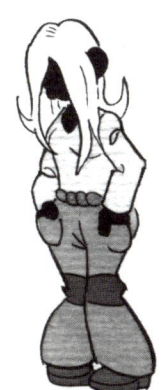

Entwicklungsschritte und Problematik

Das Jugendalter beginnt etwa mit 12 bis 13 Jahren und stellt den Übergang von der Kindheit in das Erwachsenenalter dar. Mit dem Begriff der Pubertät werden die biologischen Veränderungen der körperlichen und sexuellen Reifung bezeichnet, die meist im Alter von 12 bis 14 Jahren eintritt. Die Vorstellung, dass sich im Jugendalter psychische Probleme und Krisen häufen, ist weit verbreitet. Auch wenn im Sinne einer aktiven Selbstgestaltung von Entwicklung, der Verselbstständigung und Loslösung krisenhafte Übergänge nicht notwendigerweise zum Erscheinungsbild des Jugendlichen gehören, so ist doch das Auftreten von Irritationen nicht unwahrscheinlich. Zu den spezifischen Entwicklungsaufgaben, die Jugendliche zu erfüllen haben und die es ihnen manchmal schwer machen, ihr Leben zu bewältigen, gehören:

- die Annahme des eigenen Körperbildes,
- die Herstellung von Beziehungen mit Altersgenossen beiderlei Geschlechts,

- die Aufnahme intimer Beziehungen,
- die Ablösung von den Eltern,
- die Auseinandersetzung mit Berufswahl und Berufsvorbereitung,
- die Stärkung von Selbstvertrauen und Entwicklung eines eigenen Wertsystems,
- die Entwicklung von sozial verantwortlichem Verhalten.

Bei der Bewältigung dieser Entwicklungsaufgaben benötigen Jugendliche die Unterstützung ihrer Umgebung. Die Lösung dieser Entwicklungsaufgaben ist mitunter dadurch erschwert, dass Jugendliche häufig besonders intensive und unbeständige Gefühle entwickeln und ein Bedürfnis nach häufiger und unmittelbarer Befriedigung haben, wobei es ihnen schwer fällt, sich selbst kritisch zu betrachten. Körperliche Veränderungen werden oft mit Beunruhigung wahrgenommen, die körperliche und psychische Entwicklungen verlaufen häufig asynchron. Trotz dieser Verunsicherungen ist das Jugendalter nicht durch eine besondere Häufung von psychischen Schwierigkeiten gekennzeichnet, denn im Regelfall werden die Entwicklungsaufgaben ohne ausgeprägte psychische Störungen bewältigt. Allerdings haben Jugendliche in der Regel Hemmungen, das wirkliche Ausmaß ihrer Ängste, Sorgen, Konflikte und Schwierigkeiten mitzuteilen, so dass es zu einer Unterschätzung der tatsächlichen psychischen Belastungen kommen kann. Auch aus diesen Gründen ist es besonders wichtig, dass Eltern und andere Vertrauenspersonen gerade in diesem Entwicklungsabschnitt den Kontakt zum Jugendlichen nicht abreißen lassen.

Manche psychischen Probleme, die im Kindesalter so gut wie nicht vorkommen, können im Jugendalter erstmals auftreten. Dazu gehören Verstöße gegen gesellschaftliche Regeln (dissoziales und delinquentes Verhalten; z. B. Stehlen, Schuleschwänzen; siehe Kap. 3.4), Alkohol- und Drogenmissbrauch, schwere Depressivität und Suizidalität (Selbstmordgedanken, siehe Kap. 3.6), Magersucht (Anorexia nervosa, siehe Kap. 3.7), bestimmte Ängste (siehe Kap. 3.5) und schwere psychische Erkrankungen, die als Psychosen bezeichnet werden, aber sehr selten auftreten. Konflikte mit Eltern, gescheiterte Liebesbeziehungen oder Schulschwierigkeiten sind häufig Auslöser für psychische Krisen.

Was können Sie tun?

1. **Bleiben Sie mit Ihrer Tochter/Ihrem Sohn im Gespräch.** Jugendliche haben oft die Tendenz, sich deutlich von Ihren Eltern abzugrenzen und Dinge zu verheimlichen. Akzeptieren Sie, dass Ihre Tochter oder Ihr Sohn Ihnen nicht mehr alles erzählt, aber versuchen Sie dennoch mit ihm/ihr im Gespräch zu bleiben. Hören Sie gut zu, wenn Ihr Kind Ihnen etwas mitteilen will, auch dann, wenn Sie es eigentlich nicht so wichtig finden.

2. **Halten Sie Konflikte aus!** Konflikte zwischen Eltern und Jugendlichen sind völlig normal und auch notwendig. Verzweifeln Sie daher nicht, wenn es häufiger zu Auseinandersetzungen kommt. Rechnen Sie mit einer hohen Impulsivität und damit, dass die Sprache rauher wird. Sie sollten sich jedoch nicht von Ihrem Kind beschimpfen lassen und Sie sollten auch sich selbst nicht zu Beschimpfungen oder zu pauschalen Vorwürfen („Aus dir kann ja nichts werden!") hinreißen lassen.

3. **Setzen Sie Grenzen.** Auch Jugendliche brauchen Grenzen. Begründen Sie Ihre Grenzsetzungen und führen Sie auch negative Konsequenzen durch, wenn der (die) Jugendliche die Grenze verletzt. Orientieren Sie sich bei den Grenzsetzungen an den bei den Klassenkameraden üblichen Grenzen. Erwarten Sie nicht, dass der (die) Jugendliche Grenzen immer einhält. Aber spielen Sie dennoch Ihre Rolle: Eltern haben die Funktion, Grenzen zu setzen, auch wenn sie nicht immer eingehalten werden oder wenn die Eltern selbst als Jugendliche früher ähnliche Grenzen überschritten haben.

4. **Bieten Sie Ihrem Kind Ihre Hilfe an.** Machen Sie Ihrem Kind deutlich, dass es sich an Sie wenden kann, wenn es Probleme hat. Selbst wenn Ihr Kind dieses Angebot zunächst ausschlägt, sollte es doch wissen, dass Sie bereit dazu sind. In wirklich schwierigen Situationen wird es dann möglicherweise darauf zurückgreifen. Manchmal ist es aber auch wichtig, dass Ihr Kind einen Ansprechpartner außerhalb der Familie hat.

5. **Achten Sie darauf, mit wem Ihre Tochter oder Ihr Sohn häufig Kontakt hat.** Andere Jugendliche haben meist einen erheblichen Einfluss auf Jugendliche. Dieser Einfluss kann hilfreich oder auch belastend für die weitere Entwicklung sein. Aus diesem Grund ist es wichtig, dass Sie einen Überblick über die Kontakte Ihrer Tochter oder Ihres Sohnes haben, auch wenn Sie natürlich nicht immer genau im Bilde sein können. Wenn Sie erkennen, dass Ihre Tochter oder Ihr Sohn regelmäßig mit anderen sehr problembeladenen Jugendlichen zusammen ist und diese als Bezugspersonen auswählt, dann sollten Sie mit Ihrem Kind darüber sprechen und auch Ihre Sorgen deutlich machen.

Was können Therapeuten tun?

Wenn Sie den Eindruck haben, dass Ihre Tochter oder Ihr Sohn sehr starke Probleme hat oder wenn Sie sehr heftige Auseinandersetzungen mit Ihrem Kind haben, dann kann es hilfreich sein, professionelle Hilfe in Anspruch zu nehmen. Auch hier sind Beratungsstellen für Kinder und Jugendliche oft die ersten Anlaufstellen. Falls Ihre Tochter oder Ihr Sohn sich weigert, zu einer solchen Stelle mitzugehen, dann können Sie sich zunächst als Eltern einen Rat holen. Bei Problemen im Umgang mit Drogen sind Drogenberatungsstellen die richtigen Ansprechpartner. Weitere Hilfen können Sie bei niedergelassenen Kinder- und Jugendlichenpsychotherapeuten oder Kinder- und Jugendpsychiatern bekommen.

Auch für Therapeuten ist es oft schwer, einen Kontakt zu den Jugendlichen herzustellen, weil diese häufig zunächst sehr misstrauisch sind und weil es ihnen oft schwer fällt, über ihre Probleme zu sprechen. Berater und Therapeuten versuchen deshalb häufig, zunächst ein Vertrauensverhältnis zum Jugendlichen aufzubauen und mit ihm, die Probleme und die eigenen Ziele zu erarbeiten. Stärker als im Kindesalter steht also die Arbeit mit den Jugendlichen selbst im Mittelpunkt, wenngleich sowohl die Eltern als auch Lehrer häufig in die Therapie einbezogen werden.

Weiterführende Literatur

Literatur für Eltern, Erzieher oder Lehrer

Petermann, F. & Petermann, U. (2007). *Training mit Jugendlichen* (8., veränd. Aufl.). Göttingen: Hogref.

Siegler, A. (2003). *Gemeinsam die Adoleszenz bewältigen. Ein Elternratgeber.* Weinheim: Beltz.

Literatur für Fachleute

Grob, A. & Jaschinski, U. (2003). *Erwachsen werden: Entwicklungspsychologie des Jugendalters.* Weinheim: Beltz.

28

3 Die häufigsten psychischen Probleme

Es gibt eine Vielzahl an psychischen Problemen und Auffälligkeiten, die in diesem kleinen Ratgeber nicht angesprochen werden können. Daher haben wir uns auf die häufigsten Probleme im Kindes- und Jugendalter konzentriert, die sich natürlich auch nicht erschöpfend abhandeln lassen. Weiterführende Literaturhinweise werden am Ende jedes Kapitels gegeben.

3.1 Kinder und Jugendliche mit Entwicklungsrückständen und Lernschwächen

Kennen Sie das?

Thomas geht seit zwei Jahren in die Schule. Anfangs war er ganz neugierig auf das was kommt, aber inzwischen macht ihm die Schule überhaupt keinen Spaß mehr. Besonders das Lesen und Schreiben fällt ihm sehr schwer. Nur mühsam gelingt es ihm jetzt in der zweiten Klasse, einzelne Worte zu lesen und selbst in geübten Diktaten macht er eine Unmenge von Fehlern. Inzwischen weigert er sich, zu Hause zu lesen und zu schreiben und auch die Rechenaufgaben machen ihm keinen Spaß mehr. Später als andere Kinder hatte Thomas mit dem Sprechen begonnen und lange Zeit konnte man ihn nicht gut verstehen, weil er viele Laute nicht richtig aussprechen konnte. Im Kindergarten war aufgefallen, dass er nicht so gut malen konnte wie andere in seinem Al-

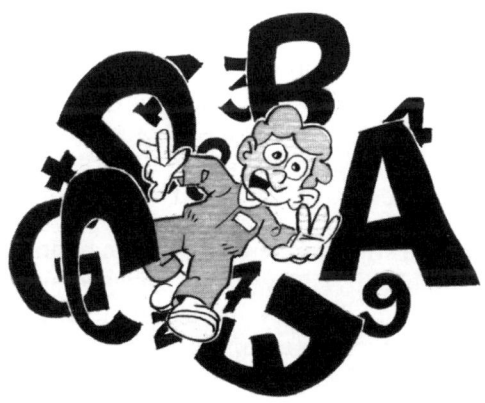

ter und auch das Fahrradfahren lernte er spät. Inzwischen hat Thomas
ständig die Sorge, dass er etwas nicht kann oder nicht gut genug macht.
Manchmal wird er auch deswegen von anderen Kindern gehänselt.

Das Problem

Kinder unterscheiden sich in ihrem Entwicklungstempo, in ihrer Intelligenz
und in den spezifischen Fähigkeiten. Manche Fähigkeiten sind in unserer
Gesellschaft besonders wichtig – Sprechen, körperliche Geschicklichkeit,
Merkfähigkeit, Beobachtungsgabe und im Schulalter die sogenannten Kul-
turtechniken Lesen, Schreiben und Rechnen.

Es gibt eine große Bandbreite der normalen Entwicklung – manche Kinder laufen schon mit knapp einem Jahr, andere brauchen dafür fast ein-
einhalb Jahre. Solche Entwicklungsunterschiede sind völlig normal und
sollten keinen Anlass zur Sorge geben. Die Ursachen für ausgeprägte
Entwicklungsrückstände können sehr vielfältig sein. Manche Kinder zeigen isolierte Rückstände in eng umschriebenen Bereichen, zum Beispiel
in der Sprachentwicklung oder in der Entwicklung der körperlichen Geschicklichkeit oder in der Lese- und Rechtschreibfähigkeit, während sie
in anderen Entwicklungsbereichen genau so weit sind wie die Gleichaltrigen. Andere Kinder haben in mehreren oder allen Entwicklungsbereichen
Rückstände. Je breiter die Bereiche sind, in denen Rückstände auftreten,
um so wahrscheinlicher ist es, dass das Kind eine allgemeine Intelligenz-
minderung aufweist.

Es kann mitunter sehr schwer sein, ausgeprägte Entwicklungsrückstände
zu vermindern, weil das allgemeine Entwicklungstempo im Kindesalter
sehr hoch ist und Kinder mit Entwicklungsrückständen schneller lernen
müssen als Gleichaltrige, um den Rückstand aufzuholen. Manchmal können solche Rückstände auch gar nicht aufgeholt werden. Dennoch entwickeln sich auch Kinder mit diesen überdauernden Rückständen weiter und
sie benötigen auch dafür eine angemessene Unterstützung und Förderung.

Kinder mit Entwicklungsrückständen haben zudem ein erhöhtes Risiko,
weitere psychische Probleme zu entwickeln. Entwicklungsrückstände können die Ursache dafür sein, dass psychische Probleme entstehen. Manchmal haben Entwicklungsrückstände und psychische Probleme auch eine
gemeinsame Ursache. Die psychischen und Verhaltensprobleme, die auftreten können, sind sehr vielfältig: Aufmerksamkeitsschwächen und mo-

torische Unruhe, Einnässen und Einkoten, aggressives Verhalten, Ängste und Unsicherheiten oder auch Traurigkeit sind die häufigsten. Kinder mit Entwicklungsrückständen merken, dass sie in manchen Bereichen weniger zustande bringen als andere; sie spüren, dass sie manche Dinge nicht so gut bewältigen wie andere, selbst wenn sie sich intensiv darum bemühen. Sie werden häufiger gehänselt und sie spüren auch, wenn die Eltern sich deswegen Sorgen machen oder unzufrieden reagieren.

Was können Sie tun?

1. **Lernen Sie zunächst, die Schwächen Ihres Kindes zu akzeptieren!** Kinder und Jugendliche mit Entwicklungsrückständen und Lernschwächen brauchen den Schutz und die Anerkennung der Eltern in besonderem Maße, weil sie besonderen Belastungen ausgesetzt sind. Die Sorge der Eltern um die weitere Entwicklung ihres Kindes kann manchmal auch dazu führen, dass die Kinder spüren, dass sie den Erwartungen der Eltern nicht gerecht werden können. Als Eltern solcher Kinder müssen Sie einen schwierigen Balanceakt vollbringen: Einerseits das Kind unterstützen und fördern, andererseits ihm aber vermitteln, dass Sie es so annehmen, wie es ist.

2. **Fördern Sie seine Stärken und Interessen!** Bevor Sie versuchen, dem Kind zu helfen, an seinen Schwächen zu arbeiten, sollten Sie Ihre Aufmerksamkeit auf das richten, was das Kind gut kann und was ihm Freude bereitet. Wenn Sie diese Bereiche fördern und betonen, vermitteln Sie dem Kind Erfolge; Sie stärken es und helfen ihm damit auch, schwierige und belastende Situationen besser zu bewältigen.

3. **Sprechen Sie mit der Erziehern und Lehrern.** Erzieher im Kindergarten und Lehrer können den Entwicklungs- und Leistungsstand von Kindern gut einschätzen. Wenn Sie Sorgen hinsichtlich des Entwicklungsstandes oder der Leistungsfähigkeit Ihres Kindes haben, dann sollten Sie als erstes mit ihnen sprechen. Wenn Rückstände vorhanden sind, dann überlegen Sie mit den Erziehern oder Lehrern gemeinsam, welche Entlastung und welche Unterstützung und Förderung der Kindergarten/die Schule und Sie in der Familie geben können und welche anderen Fachleute hinzugezogen werden sollten.

4. **Sorgen Sie für eine hilfreiche Lernumgebung.** Kinder mit Rückständen brauchen hilfreiche Lernumgebungen im Kindergarten, in der Schule und in der Familie. Im Kindergarten und in der Schule stellt sich die Frage nach speziellen Förderungen und Unterstützungen, die dort eingerichtet werden. Bei Kindern mit ausgeprägten Rückständen muss auch überlegt werden, ob eine spezielle Förder-

und Sondereinrichtung (z.B. Förderschule) besser geeignet ist als die Regeleinrichtung. In der Familie kann der Alltag eine wichtige Fördermöglichkeit darstellen – beispielsweise bei der Förderung praktischer Tätigkeiten oder bei der sprachlichen Förderung oder auch bei gezielten Übungen. Hierfür brauchen die Eltern und das Kind Ruhe und einen langen Atem.

5. **Fördern Sie Ihr Kind, ohne es zu überfordern.** Wenn Sie mit Ihrem Kind eine Förderung im Alltag oder mit speziellen Übungen durchführen, achten Sie sehr genau darauf, dass Sie Ihr Kind sowohl hinsichtlich der Dauer als auch der Anforderung nicht zu sehr belasten. In der Regel sind häufige, aber kürzere Förderzeiten günstiger als seltene und lange Übungen. Manchmal ist es auch günstig, dass nicht die Eltern, sondern andere Bezugspersonen (Nachhilfelehrer) solche Förderungen übernehmen, weil sie meist gelassener mit der Situation umgehen können.

6. **Lassen Sie eine diagnostische Abklärung durchführen.** Wenn Sie den Eindruck haben, dass Ihr Kind insgesamt in seiner Entwicklung beeinträchtigt ist oder in Teilbereichen deutliche Rückstände hat, dann sollten Sie eine genaue Untersuchung durchführen lassen. Bei jüngeren Kindern ist der Kinderarzt der erste Ansprechpartner, der für genauere Abklärungen meist an Fachleute weiter verweisen wird. Bei Schulkindern kann der schulpsychologische Dienst eingeschaltet werden. Sie können aber auch ein Frühförderzentrum, eine Beratungsstelle oder einen niedergelassenen Kinder- und Jugendlichenpsychotherapeuten aufsuchen.

Was können Therapeuten oder Pädagogen tun?

Es gibt eine Vielzahl an Fördermöglichkeiten durch speziell ausgebildete Pädagogen und Therapeuten. Bei Kindern mit vielfältigen Beeinträchtigungen muss jedoch darauf geachtet werden, dass nicht zu viel des Guten getan wird. Die wichtigsten Förder- und Therapiemöglichkeiten sind:

- *Krankengymnastik, Psychomotorik, Mototherapie und Ergotherapie* wird vor allem bei Kindern mit Schwächen in der Körpermotorik, der Geschicklichkeit und Koordinationsfähigkeit hauptsächlich im Vorschulalter durchgeführt. Kinder mit Störungen in der Feinmotorik oder auch in der visuellen Wahrnehmungsfähigkeit können von Ergotherapie oder heilpädagogischen Behandlungen profitieren. Meist übernimmt die Krankenkasse die Kosten, wenn ein Arzt ein Rezept ausstellt.

- *Sprachtherapie* wird von Sprachheiltherapeuten oder Logopäden bei Kindern durchgeführt, die Probleme in der Aussprache (Stammeln), in der Satzbildung (Dysgrammatismus) oder im Sprachverständnis haben. Kinder, die stottern, werden dort ebenfalls behandelt.

- *Behandlung von Lese-, Rechtschreib- und Rechenschwächen.* Kinder mit umschriebenen Störungen im Lesen und Rechtschreiben (Legasthenie) können von speziellen Förderungen profitieren. In der Regel bieten Schulen spezielle Förderungen an, die aber mitunter nicht ausreichen. Die Finanzierung solcher gezielter Therapien durch die Krankenkasse kann sich schwierig gestalten; in manchen schweren Fällen springt das Jugendamt ein. Die Förderung bei umschriebener Rechenschwäche, die seltener auftritt, wird meist nur in größeren Städten von spezialisierten Beratungsstellen angeboten.

- *Behandlung von allgemeinen Lernstörungen und Aufmerksamkeitsschwächen.* Kinder können auch deshalb Leistungsschwächen aufweisen, weil sie sich schlecht konzentrieren können oder weil sie nicht das übliche Lernpensum absolvieren und sich beispielsweise weigern, die Hausaufgaben zu machen. Manche Kinder schreiben auch schlechte Noten, weil sie große Angst vor Klassenarbeiten haben. Solche Schwierigkeiten werden im Rahmen von Psychotherapien, vor allem Verhaltenstherapien, behandelt.

Weiterführende Literatur

Literatur für Eltern, Erzieher oder Lehrer

Jacobs, C. & Petermann, F. (2007). *Ratgeber Rechenstörungen.* Göttingen: Hogrefe.
Warnke, A., Hemminger, U. & Plume, E. (2004). *Ratgeber Lese-Rechtschreibstörungen.* Göttingen: Hogrefe.

Literatur für Fachleute

Jacobs, C. & Petermann, F. (2007). *Rechenstörungen. Leitfaden Kinder- und Jugendpsychotherapie, Band 9.* Göttingen: Hogrefe.
Petermann, F. (Hrsg.). (2008). *Lehrbuch der Klinischen Kinderpsychologie* (6., vollst. überarb. Aufl.). Göttingen: Hogrefe.
Warnke, A., Hemminger, U. & Plume, E. (2004). *Lese-Rechtschreibstörungen. Leitfaden Kinder- und Jugendpsychotherapie, Band 6.* Göttingen: Hogrefe.

3.2 Kinder, die nicht trocken und sauber werden

Kennen Sie das?

Der zehnjährige Michael macht immer noch nachts ins Bett. Bis vor wenigen Jahren war das Bett jede Nacht regelrecht überschwemmt. Jetzt kommt es schon häufiger vor, dass das Bett auch mal trocken bleibt. Die Eltern haben schon alles versucht – Belohnungen, Nichtbeachtung, Bestrafungen – nichts hat geholfen. Michael ist schon ganz verzweifelt. Er schämt sich so dafür, aber er merkt es einfach nicht, wenn es nachts losgeht. Wegen dieser Probleme hat er den Schullandheimaufenthalt nicht mitgemacht und seine Freunde laden ihn schon gar nicht mehr ein, weil er immer eine Ausrede findet, wenn sie ihn fragen, ob er bei ihnen übernachtet.

Das Problem

Einnässen. Mit drei bis vier Jahren sind die meisten Kinder tagsüber und nachts trocken. Wenn Dreijährige noch tagsüber oder nachts einnässen, sind Eltern oft beunruhigt. Das Einnässen tagsüber wird häufig schon im Alter von drei Jahren zum Problem, wenn das Kind einen Kindergarten besuchen soll, weil Kindergärten häufig voraussetzen, dass das Kind trocken ist. Viele Kinder werden erst im Alter von drei bis vier Jahren nachts trocken, so dass man erst nach dem Alter von vier Jahren von Enuresis als einem Problem spricht. Gelegentliche „Unfälle" können natürlich auch später passieren; besonders, wenn ein Kind krank ist. Nächtliches Einnässen ist wesentlich häufiger als Einnässen tagsüber. Manche Kinder beginnen auch wieder einzunässen, nachdem sie schon monate- oder jahrelang trocken waren.

Ungefähr 15 Prozent der Kinder (wesentlich mehr Jungen als Mädchen) machen nach dem Alter von drei Jahren noch ins Bett. Bettnässen kann gehäuft innerhalb von Familien vorkommen und es hört normalerweise spätestens mit der Pubertät auf. Dauert das Bettnässen nach einem Alter von drei bis vier Jahren noch an, ist das in seltenen Fällen ein Hinweis auf ein Nieren- oder Blasenproblem, kann aber auch mit einer Schlafstörung zusammenhängen. Meistens wird es aber durch eine sich langsamer als normal entwickelnde Blasenkontrolle oder durch seelische Belastungen verursacht. Für das Bettnässen gibt es eine Reihe von seelischen Ursachen. Beginnt ein Kind nach einer Reihe von Monaten oder Jahren des Trockenbleibens ins Bett zu machen, kann das an neu auftretenden Ängsten oder Unsicherheiten liegen. Diese können zum Beispiel durch einen Umzug in eine andere Stadt, den Verlust eines Familienmitgliedes oder durch ein neues Baby in der Familie verursacht werden. Manchmal tritt Bettnässen auch nach einer Periode des Trockenbleibens auf, wenn das Toilettentraining des Kindes zu anstrengend war.

Einkoten. Im Alter von ungefähr vier Jahren sind die meisten Kinder sauber und können die Darmfunktion kontrollieren. Probleme bei der Kontrolle der Darmentleerung führen dazu, dass das Kind sich selbst und seine Wäsche beschmutzt. Dies führt zu Enttäuschung und Ärger beim Kind, seinen Eltern und anderen Bezugspersonen. Außerdem kann es zu weiteren sozialen Problemen kommen, beispielsweise weil der Geruch schwer zu verbergen ist und Gleichaltrige sich dann lustig machen und das Kind meiden.

Ursachen für das Einkoten können sein:

– Probleme während der Sauberkeitserziehung,
– körperliche Beeinträchtigungen, die es dem Kind erschweren, sich selbst zu reinigen,
– eine körperliche Krankheit und
– familiäre oder seelische Probleme.

Meist wird Einkoten nicht durch eine körperliche Erkrankung verursacht, aber das Einkoten und das damit oft verbundene Zurückhalten des Stuhls über eine gewisse Zeit kann zu körperlichen Problemen führen. Kinder, die einkoten, haben häufig auch noch andere psychische Probleme oder Verhaltensauffälligkeiten. Manchmal beginnt ein Kind nach einer belastenden Veränderung in seinem Leben „in die Hose zu machen", beispielsweise nach der Geburt eines Geschwisters, nach der Trennung oder Scheidung der Eltern, bei anderen familiären Problemen oder nach dem Umzug in ein neues Zuhause.

Was können Sie tun?

1. **Vermeiden Sie, Ihr Kind zu strafen.** Kinder schämen sich meist für den Vorfall. Anstatt dem Kind zu vermitteln, es sei „unanständig" gewesen und müsse sich schämen, sollten Eltern ihm Mut machen und ihm zu verstehen geben, dass es ihm bestimmt bald gelingen wird, sauber beziehungsweise trocken zu werden. Vermeiden Sie Strafen und setzen Sie das Kind nicht beschämenden Prozeduren aus.

2. **Schicken Sie Ihr Kind regelmäßig zur Toilette.** Wenn das Kind tagsüber einnässt oder einkotet, dann kann das daran liegen, dass Kinder den Toilettengang möglichst lange hinauszögern wollen oder einen Drang kaum verspüren. Sie sollten dann das Kind regelmäßig alle paar Stunden auf die Toilette schicken. Verbinden Sie den Toilettengang mit festen Ereignissen am Tag (nach dem Essen, vor den Hausaufgaben usw.).

3. **Belohnen Sie Ihr Kind,** wenn es auf die Toilette geht oder wenn es für eine gewisse Zeit (z.B. den halben Tag, oder die Nacht über) trocken beziehungsweise sauber ist. Die wichtigste Belohnung ist das Lob. Sparen Sie also nicht damit. Außerdem können Sie mit dem Kind einen Plan machen, in den Sie immer dann ein lachendes Gesicht eintragen, wenn es mit Erfolg auf der Toilette war oder wenn es eine bestimmte Zeit sauber oder trocken war. Die Smilies kann das Kind dann in Belohnungen eintauschen. Treffen Sie klare Vereinbarungen, für wieviele Smilies das Kind welche Belohnung bekommt. Stellen Sie keine zu großen Belohnungen in Aussicht (z.B. ein Fahrrad) und verlangen Sie nicht zu viel (z.B. gleich eine Woche lang sauber oder trocken bleiben).

4. **Richten Sie nachts eine Weckzeit ein.** Wenn Ihr Kind nachts einnässt, dann wecken Sie es einmal, am besten etwa um die Zeit, zu der es üblicherweise einnässt. Manche Eltern machen das, bevor sie selbst zu Bett gehen. Loben Sie das Kind, wenn das Bett noch trocken ist und bringen Sie das Kind zur Toilette. Sie können auch noch eine zusätzliche Belohnung mit Smilies vereinbaren, wenn das Kind dann noch trocken ist und wenn es problemlos zur Toilette geht.

5. **Helfen Sie Ihrem Kind, Verantwortung zu übernehmen.** Beteiligen Sie Ihr Kind an den notwendigen Reinigungsmaßnahmen, wenn es eingenässt oder eingekotet hat. Berücksichtigen Sie dabei das Alter des Kindes. Im Kindergartenalter können sich Kinder schon gut beteiligen, wenn es darum geht, das Bett abzuziehen, die schmutzige Wäsche an einer bestimmten Stellen zu deponieren oder sich selbst zu reinigen. Vermeiden Sie dabei ärgerliche Kommentare, aber binden

Sie das Kind ruhig in die notwendigen Arbeiten ein und überlassen sie diese Tätigkeiten dem Kind, sobald es dazu in der Lage ist.

6. **Lassen Sie Ihr Kind körperlich untersuchen.** Wenn die beschriebenen Maßnahmen nicht innerhalb weniger Wochen zu Verbesserungen führen oder wenn Ihr Kind schon in die Schule geht und seit längerer Zeit einnässt oder einkotet, dann bitten Sie den Kinderarzt, das Kind körperlich zu untersuchen, um körperliche Erkrankungen als Ursache auszuschließen.

Was können Therapeuten tun?

Wenn die beschriebenen Maßnahmen nicht helfen und wenn der Arzt eine körperliche Erkrankung ausgeschlossen hat, dann ist es sinnvoll, eine Psychotherapie oder eine medikamentöse Therapie durchzuführen.

• Die medikamentöse Behandlung des Einnässens hilft zwar häufig, aber meist nässen die Kinder nach Absetzen des Medikamentes schnell wieder ein. Sie ist daher vor allem sinnvoll, wenn Kinder kurzfristig für eine begrenzte Zeit trocken sein sollen (z. B. beim Schullandheimaufenthalt). Beim Einkoten leiden viele Kinder gleichzeitig unter Verstopfung, deshalb ist es oft sinnvoll, zunächst entweder mit einem Abführmittel oder mit balaststoffreicher Nahrung für eine Entleerung des Darms zu sorgen.

• Durch Psychotherapie, vor allem Verhaltenstherapie, kann die Mehrzahl der Kinder erfolgreich behandelt werden. Meist werden dann in besonders systematischer Weise Maßnahmen durchgeführt, die bereits besprochen wurden. Bei der Behandlung des Einnässens hat sich die Klingelhose oder Klingelmatte (Enuresis-Alarmgerät) als sehr hilfreich erwiesen, wenn sie im Zusammenhang mit einer umfassenden Beratung oder Therapie durchgeführt wird. Bei diesen Geräten wird durch einen Fühler ein Klingelton ausgelöst, wenn das Kind einnässt. Bei manchen Kindern sind auch noch weitergehende psychotherapeutische Maßnahmen notwendig, um andere Probleme und Belastungen zu vermindern, die das Einnässen oder Einkoten mit verursachen.

Weiterführende Literatur

Literatur für Eltern, Erzieher oder Lehrer

von Gontard, A. & Lehmkuhl, G. (2004). *Ratgeber Einnässen.* Göttingen: Hogrefe.

Zuleger, I. (1998). *Bettnässen – komm ich helfe Dir.* München: Südwest.

Literatur für Fachleute

von Gontard, A. & Lehmkuhl, G. (2004). *Enuresis. Leitfaden Kinder- und Jugendpsychotherapie, Band 4.* Göttingen: Hogrefe.

3.3 Unruhige und aufmerksamkeitsschwache Kinder und Jugendliche

Kennen Sie das?

Peter besucht die vierte Klasse der Grundschule. Die Lehrerin liegt der Mutter schon seit der Einschulung in den Ohren – Peter passe im Unterricht nicht auf, sondern träume entweder so vor sich hin oder rufe irgendwelche Antworten in die Klassen, ohne sich zu melden. Seine Hefte sind völlig verschmiert. In den beiden ersten Klassen konnte er es kaum länger als 15 Minuten auf seinem Platz aushalten und lief dann einfach in der Klasse herum. Zu Hause hat die Mutter ähnliche Probleme mit ihm, vor allem bei den Hausaufgaben: Arbeiten, die gut und gerne in 15 Minuten zu verrichten sind, dauern bis zu einer 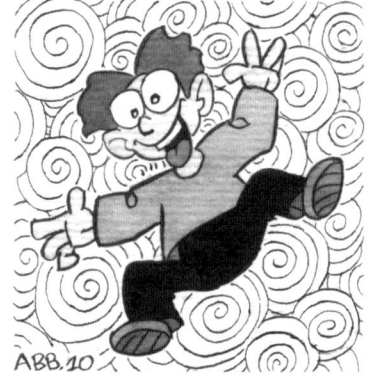 Stunde – wenn die Mutter unmittelbar dabei bleibt; ansonsten wird er gar nicht fertig. Schon als Dreijähriger war er sehr unruhig und konnte kaum längere Zeit bei einem Spiel bleiben und auch im Kindergarten war er durch seine Unruhe und Impulsivität aufgefallen. Doch ist die Erzieherin damals noch irgendwie mit ihm zurechtgekommen.

Das Problem

Fast jedes Kind hat Phasen, in denen es unruhig ist oder nicht aufpasst; solche vorübergehenden Probleme sind normal und müssen kein Anlass zur Sorge sein. Andere Kinder aber zeigen solche Verhaltensweisen schon von klein auf und werden von den meisten Menschen, die sie kennen, in vielen immer wiederkehrenden Situationen als unruhig oder unkonzentriert, sprunghaft und wenig ausdauernd erlebt. Solche Kinder und Jugendliche haben häufig Probleme in drei Kernbereichen:

- *Aufmerksamkeits- und Konzentrationsschwächen.* Den Kindern oder Jugendlichen fällt es sehr schwer, begonnene Tätigkeiten zu Ende zu bringen, sie können sich nur für kurze Zeit auf eine Sache konzentrieren und sie lassen sich leicht ablenken. Das merkt man vor allem bei Tätigkeiten, die von anderen vorgegeben werden und die höhere Anforderungen an die Konzentration und Ausdauer stellen – beispielsweise bei den Hausaufgaben und im Unterricht.

- *Impulsives Verhalten.* Die Kinder oder Jugendlichen neigen dazu, plötzlich und ohne zu überlegen zu handeln. Sie folgen ihren ersten Einfällen und bedenken überhaupt nicht die Folgen. Sie beginnen Hausaufgaben, ohne sich die Aufgabe genau durchzulesen. Sie platzen mit Antworten heraus, bevor Fragen zu Ende gestellt sind. Sie unterbrechen andere häufig und können kaum abwarten, bis sie an der Reihe sind.

- *Körperliche Unruhe.* Die Kinder fallen durch ihre Ruhelosigkeit und ihr ständiges Zappeln auf. Die Kinder stehen häufig im Unterricht, bei den Hausaufgaben oder während des Mittagessens auf. Es fällt ihnen schwer, ruhig zu spielen und sie laufen oder klettern permanent herum. Sie können ihre Unruhe meist nur für kurze Zeit begrenzen.

Typischerweise treten die Probleme verstärkt in solchen Situationen auf, in denen von den Kindern oder Jugendlichen eine längere Ausdauer erwartet wird, vor allem im Unterricht oder bei den Hausaufgaben. Dagegen kommen diese Auffälligkeiten bei vielen Kindern entweder gar nicht oder nur in verminderter Form vor, wenn sie sich in einer neuen Umgebung befinden, wenn sie nur mit einer Person zusammen sind oder wenn sie sich einer Lieblingsaktivität widmen. Wenn die Probleme auftreten, dann sind sie deutlich stärker ausgeprägt, als das normalerweise bei Kindern und Jugendlichen gleichen Alters der Fall ist. Der Übergang zwischen normalem und auffälligem Verhalten ist bei Kindern meist fließend.

Ärzte und Psychologen haben für diese Probleme verschiedene Begriffe geprägt: hyperkinetische Störung (HKS), Hyperaktivitätsstörung, Aufmerksamkeits-Defizit-Syndrom (ADS-Syndrom) oder auch Aufmerksamkeitsdefizit-/Hyperaktivitätsstörung (ADHS). Allerdings müssen nicht in allen drei genannten Bereichen sehr starke Auffälligkeiten vorliegen, bei manchen Kindern und vor allem bei Jugendlichen sind hauptsächlich die Aufmerksamkeitsschwächen ausgeprägt und weniger die Impulsivität und die motorische Unruhe.

Hyperkinetische Auffälligkeiten treten selten alleine auf; häufig verhalten sich diese Kinder und Jugendlichen auch noch verweigernd, trotzig; sie bekommen häufig Wutausbrüche und erbringen in der Schule oft schlechte Leistungen. Einige entwickeln mit der Zeit Ängste und Unsicherheiten und trauen sich weniger zu als andere Kinder. Die Probleme entwickeln sich meist schon im Kindergartenalter und halten bis ins Jugendalter hinein an. Allerdings vermindert sich meist mit Beginn des Jugendalters vor allem die körperliche Unruhe, während die Aufmerksamkeitsprobleme und impulsiven Handlungen zwar auch abnehmen können, häufig aber auch bleiben.

Meist geraten Eltern, Erzieher und Lehrer mit dem Kind oder Jugendlichen in vielen alltäglichen Situationen in einen Teufelskreis, aus dem sie schlecht wieder herauskommen: Die Kinder reagieren selten auf die ersten Aufforderungen und Grenzsetzungen. Die Eltern oder andere Bezugspersonen ermahnen es, werden immer lauter, drohen und geben meist dann doch auf oder sie reagieren richtig aggressiv auf das Kind. Das Kind macht dabei Erfahrungen, die eher dazu beitragen, dass die Probleme weiterwachsen.

Was können Sie tun?

Grundregel bei der Auswahl der Hilfen für hyperkinetische Kinder und Jugendliche ist, dass die Maßnahmen dort ansetzen sollen, wo die Probleme auftreten: beim Kind oder Jugendlichen selbst, in der Familie, im Kindergarten oder in der Schule. Es ist sehr wichtig, dass Sie versuchen, den Teufelskreis zu durchbrechen. An anderer Stelle haben wir Grundprinzipien beschrieben, die Eltern, Erziehern und Lehrern helfen können, aus dem Teufelskreis herauszutreten und dadurch das Kind unterstützen, seine Probleme in den Griff zu bekommen:

1. **Tun Sie etwas für sich selbst.** Kinder mit hyperkinetischen Störungen sind sehr anstrengend und erfordern von den Eltern unendlich viel Kraft. Um diese Kraft immer wieder neu schöpfen zu können, dürfen Sie Ihre eigenen Wünsche nicht völlig vernachlässigen. Überlegen Sie deshalb, wie Sie sich entspannen können, wie Sie sich selbst etwas Gutes tun können und auf welche Weise Sie sich entlasten können.

2. **Versuchen Sie nicht, perfekt zu sein.** Sie sollten sich immer bewusst sein, dass Fehler in der Erziehung das normalste auf der Welt sind und niemand perfekt sein kann. Wenn Sie nach Perfektionismus streben, machen Sie sich nur selbst und damit auch Ihr Kind unglücklich. Versuchen Sie also, die folgenden Prinzipien so gut es geht zu beachten und hadern Sie nicht mit sich selbst, wenn es Ihnen nicht immer so gut gelingt.

3. **Stärken Sie die positive Beziehung zu Ihrem Kind.** Durch viele Auseinandersetzungen mit dem Kind ist die Eltern-Kind-Beziehung meist sehr belastet. Um die positiven Anteile in der Beziehung zu stärken, ist es hilfreich, dass Sie sich bewusst machen, was alles im Alltag ohne größere Probleme oder besser gelingt als früher. Beachten Sie dabei bitte auch die Selbstverständlichkeiten. Überlegen Sie sich auch, welche Eigenschaften Sie an Ihrem Kind besonders gern haben.

4. **Stellen Sie klare Regeln auf.** Kinder mit hyperkinetischen Auffälligkeiten können sich selbst nicht so gut steuern, wie das anderen Kindern möglich ist. Aus diesem Grund müssen die Eltern diese Kinder mehr lenken, als das sonst notwendig ist. Sie sollten wenige Regeln aufstellen, diese aber konsequent anwenden. Versuchen Sie daher gemeinsam mit Ihrem Partner, die wichtigsten Familienregeln aufzustellen und Sie mit Ihrem Kind zu besprechen.

5. **Loben Sie Ihr Kind.** Loben Sie Ihr Kind immer dann, wenn es etwas gut gemacht hat und vor allem dann, wenn es Regeln einhält. Wenn Sie Ihr Kind einerseits bei einer Regelverletzung zur Verantwortung ziehen, dann müssen Sie es aber auch andererseits dafür loben, wenn es die Regel einhält. Bedenken Sie immer dabei, dass es Ihrem Kind schwerer als anderen Kindern fällt, Regeln einzuhalten.

6. **Seien Sie konsequent!** Wenn Sie Ihr Kind regelmäßig dafür loben, dass es sich an die vereinbarten Regeln hält, dann haben Sie auch das Recht, immer dann eine negative Konsequenz folgen zu lassen, wenn es sich nicht an diese Regeln hält. Die Konsequenzen müssen nicht hart sein, viel wichtiger ist es, dass sie immer erfolgen, wenn das Kind die Regeln übertritt. Überlegen Sie für jede Regel, die Ihnen

wichtig ist, welche Konsequenz Sie folgen lassen können, falls das Kind die Regel nicht beachtet.

7. **Versuchen Sie, die Probleme vorherzusehen!** Als Eltern wissen Sie, welche Situationen mit Ihrem Kind besonders häufig problematisch sind. Versuchen Sie mit Ihrem Kind darüber in einer ruhigen Minute zu sprechen und vereinbaren Sie mit ihm, dass Sie es immer kurz vorher an die drei wichtigsten Regeln erinnern. Sie können auch mit Ihrem Kind eine Belohnung vereinbaren, wenn es sich in einer solchen Situation an diese Regeln hält.

8. **Behalten Sie die Übersicht!** Hyperkinetische Kinder zu erziehen ist Schwerstarbeit! Daher bleibt es auch nicht aus, dass Eltern gelegentlich nicht mehr weiter wissen und verzweifelt oder wütend reagieren. Versuchen Sie immer daran zu denken, dass Sie als Eltern den Überblick behalten sollten und versuchen Sie trotz allem, ruhig zu bleiben und einen inneren Abstand zu bewahren.

Auch für Lehrerinnen und Lehrer wurden Grundprinzipien im Umgang mit hyperkinetischen Kindern entwickelt. Diese und die einzelnen Schritte werden in unserem Ratgeber ADHS (Döpfner, Frölich & Wolff Metternich, 2007) und noch ausführlicher in dem Elternbuch mit dem Titel „Wackelpeter und Trotzkopf" (Döpfner, Schürmann & Lehmkuhl, 2006) dargestellt. Diese und weitere Literaturangaben finden Sie am Ende dieses Kapitels.

Was können Therapeuten tun?

Wenn die Probleme des Kindes oder Jugendlichen sehr stark sind, sie in mehreren Lebensbereichen auftreten oder schon lange anhalten und Sie selbst schon einiges ohne durchschlagenden Erfolg probiert haben, dann sollten Sie sich professionelle Unterstützung holen. Im Wesentlichen haben sich in der Behandlung von diesen Auffälligkeiten zwei Therapieansätze als erfolgreich erwiesen:

- *Verhaltenstherapie* kann von einem Psychotherapeuten oder auch von Beratungsstellen angeboten werden. Der Verhaltenstherapeut wird mit Ihnen und dem Kind genau die Situationen analysieren, in denen die Probleme am stärksten sind und mit Ihnen konkrete Vorschläge zur Veränderung erarbeiten. Meist ist es auch sehr wichtig, dass der Therapeut Kontakt mit der Erzieherin oder Lehrerin des Kindes aufnimmt und auch mit diesen Bezugspersonen notwendige Maßnahmen bespricht. Je älter das Kind ist, um so stärker wird das Kind aktiv in die Therapie eingebunden. Manchmal kann es hilfreich sein, mit dem Kind ein Aufmerksamkeitstraining durchzuführen oder das Kind zu einem intensiveren und ausdauernden Spiel anzuleiten. Mit älteren Kindern und Jugendlichen können Schritte erarbeitet werden, die sie im Alltag einsetzen können, um eigenständig die Probleme zu vermindern.

• *Medikamentöse Therapie.* Sie kann eine wichtige Ergänzung zur Verhaltenstherapie darstellen; manchmal ist sie sogar eine wesentliche Voraussetzung dafür, dass eine Verhaltenstherapie oder andere ergänzende Behandlungen erfolgreich eingesetzt werden können und manche Kinder kommen mit den Medikamenten so gut zurecht, dass neben einer regelmäßigen Kontrolle und Beratung der Eltern keine weiteren intensiven Maßnahmen notwendig sind. Am erfolgreichsten ist die Therapie mit Medikamenten, die die Aktivität des Gehirns steigern. Diese Medikamente wirken also nicht dämpfend, sondern im Gehirn aktivierend. Aus diesem Grund werden sie auch Psychostimulanzien genannt. Am häufigsten werden die Medikamente mit dem Handelsnamen *Ritalin®*, *Medikinet®* oder *Concerta®* verwandt. Diese Medikamente sind bei Kindern ab dem Alter von sechs Jahren sehr gut untersucht worden. Sie führen bei mindestens 70 Prozent der Kinder mit ausgeprägten hyperkinetischen Störungen zu einer deutlichen Verminderung dieser Auffälligkeiten. Allerdings hält die Wirkung der Medikamente nur solange an, wie das Medikament gegeben wird. Deshalb ist in der Regel eine mehrjährige medikamentöse Behandlung und eine Kombination mit anderen Behandlungsmaßnahmen notwendig. Neben diesen Psychostimulanzien hat sich auch eine Substanz mit dem Namen Atomoxetin (Handelsname: Strattera®) bewährt.

• *Sprachtherapie, Krankengymnastik, Psychomotorik, Mototherapie und Ergotherapie* werden manchmal auch zur Behandlung von hyperkinetischen Verhaltensauffälligkeiten durchgeführt. Durch solche Verfahren können Defizite in bestimmten Entwicklungsbereichen vermindert werden, die bei hyperkinetischen Kindern häufig zusätzlich auftreten. Im Rahmen dieser Behandlungen lernen Kinder häufig auch, sich ausdauernder zu beschäftigen und Regeln und Grenzen einzuhalten. Man sollte jedoch nicht erwarten, dass sich durch solche Therapien die hyperkinetischen Verhaltensprobleme des Kindes in der Familie, im Kindergarten oder in der Schule ebenfalls automatisch vermindern.

- *Förderung schulischer Leistungen.* Viele Kinder mit hyperkinetischen Auffälligkeiten erbringen auch schlechte Leistungen in der Schule. Wenn dies der Fall ist, dann muss zunächst überprüft werden, welche Schule für dieses Kind die richtige ist. Danach können auch gezielte Förderungen hilfreich sein, beispielsweise in der Lese- und Rechtschreibfähigkeit. Solche Förderungen werden teilweise von den Schulen selbst durchgeführt, häufig sind jedoch ergänzende Förderungen sinnvoll. Diese werden von verschiedenen privaten Instituten angeboten, sie können auch über eine gezielte individuelle Nachhilfe erfolgen. Die Kosten für solche Förderungen werden in der Regel nicht von der Krankenkasse übernommen.

Weiterführende Literatur und Adressen

Selbsthilfegruppen

Ein Zusammenschluss von Eltern betroffener Kinder in einer Selbsthilfegruppe kann eine wichtige Stütze sein. Mittlerweile haben sich solche Selbsthilfegruppen bundesweit etabliert. Adressen und weitere Informationen können beim zentralen adhs-netz (www.zentrales-adhs-netz.de) erfragt werden.

Literatur für Eltern, Erzieher oder Lehrer

Döpfner, M., Frölich, J. & Wolff Metternich, T. (2007). *Ratgeber ADHS* (2. Aufl.). Göttingen: Hogrefe.

Döpfner, M., Schürmann, S. & Lehmkuhl, G. (2006). *Wackelpeter & Trotzkopf. Hilfen bei hyperkinetischem und oppositionellem Verhalten* (3., überarb. Aufl.). Weinheim: Psychologie Verlags Union.

Literatur für Fachleute

Döpfner, M., Frölich, J. & Lehmkuhl, G. (in Vorb.). *Aufmerksamkeitsdefizit-/Hyperaktivitätsstörungen (ADHS). Leitfaden Kinder- und Jugendpsychotherapie, Band 1* (2. überarb. Aufl.). Göttingen: Hogrefe.

Döpfner, M., Schürmann, S. & Frölich, J. (2007). *Therapieprogramm für Kinder mit hyperkinetischem und oppositionellem Problemverhalten (THOP)* (4., überarb. Aufl.). Weinheim: Psychologie Verlags Union.

Jacobs, C. & Petermann, F. (2008). *Training für Kinder mit Aufmerksamkeitsstörungen. Das neuropsychologische Gruppenprogramm ATTENTIONER* (2., überarb. Aufl.). Göttingen: Hogrefe.

3.4 Kinder und Jugendliche mit aggressivem und regelverletzendem Verhalten

Kennen Sie das?

Mit dem zehnjährigen Mike gibt es ständig Ärger und Probleme, vor allem zu Hause und in der Schule. Kein Tag vergeht, ohne dass die Mutter mit Beschwerden von der Schule, von Nachbarn, von anderen Kindern konfrontiert wird: Einmal hat Mike einem Mitschüler die Nase blutig geschlagen, ein andermal ist bei einer Prügelei eine Brille zerbrochen und wieder ein anderes Mal hat er die Lehrerin übel beschimpft. Stellt die Mutter Anforderungen an Mike oder verbietet sie ihm etwas, so erfährt auch sie wüste Beschimpfungen, die damit enden, dass Mike die Wohnung Türen knallend verlässt und erst sehr spät am Abend, oft erst nach 22 Uhr, nach Hause zurückkehrt. Stellt ihn der Vater zur Rede, so antwortet Mike nicht. Strafen nimmt er wortlos hin; seine Wut lässt er dann jedoch an den jüngeren Geschwistern aus, die inzwischen vor ihm Angst haben. Die Eltern haben den Verdacht, dass Mike in Kaufhäusern stiehlt, da sie manchmal 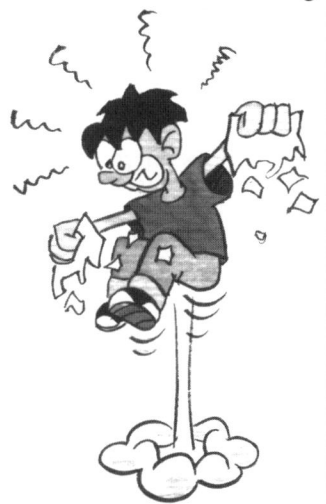 Spielsachen in seinem Zimmer finden, die ihnen unbekannt sind. Die Situation spitzt sich zu, als in einer Schulkonferenz beschlossen wird, den Eltern von Mike zu empfehlen, ihn in einer Schule für Erziehungshilfe weiter zu beschulen.

Das Problem

Aggressives Verhalten bildet eine Störung des Sozialverhaltens, die besonders stabil ausgeprägt ist. Es kann gegenüber Menschen, Tieren oder Gegenständen geäußert werden. Sieben Punkte sind für aggressives Verhalten gegenüber Menschen und Tieren charakteristisch:

- Andere oft bedrohen und einschüchtern,
- häufig Schlägereien beginnen,

- Benutzen von Waffen (z. B. Messer, Gewehr) oder waffenähnlichen Gegenständen (z. B. Stöcke, zerbrochene Flasche), wodurch andere verletzt werden,
- zu anderen körperlich grausam sein,
- Tiere quälen,
- in offensichtlicher Weise stehlen, zum Beispiel Taschendiebstahl, Erpressung oder bewaffneter Raubüberfall, ohne den Kontakt mit dem Opfer zu scheuen, und
- andere zu sexuellen Handlungen zwingen.

Zur Störung des Sozialverhaltens gehört auch die vorsätzliche Zerstörung von fremdem Eigentum bis hin zu Brandstiftung; ebenso zählen Betrug und Diebstahl (z. B. Ladendiebstahl) dazu; und schließlich können schwere Regelverstöße auftreten, zum Beispiel wenn Kinder vor dem 13. Lebensjahr über Nacht ohne Erlaubnis der Eltern wegbleiben oder häufig die Schule schwänzen.

Aggressives Verhalten tritt deutlich häufiger bei Jungen als bei Mädchen auf. Vorsichtige Schätzungen gehen realistischerweise von circa zehn bis zwölf Prozent der Jungen und ungefähr drei Prozent der Mädchen aus. Das aggressive Verhaltensmuster ist häufig stabil und schwer veränderbar. Dies hängt damit zusammen, dass aggressives Verhalten aus der Sicht des Täters oftmals erfolgreich ist und deshalb bei vielen Gelegenheiten sowie gegenüber unterschiedlichen Personen (z. B. Erwachsene und Kinder) im Alltag gezeigt wird. Zudem entwickelt sich aggressives Verhalten in den meisten Fällen über einen längeren Zeitraum, und andere Probleme sowie Störungen können vorgeschaltet sein, wie beispielsweise hyperaktives oder oppositionelles Verhalten. In manchen Fällen endet die Entwicklung mit kriminellen Handlungen. So verwundert es nicht, dass aggressives Verhalten oftmals im Verbund mit weiteren Störungen auftritt, und zwar vor allem mit Aufmerksamkeitsstörungen, impulsivem und hyperaktivem Verhalten sowie mit oppositionellem Trotzverhalten. Manchmal ist auch eine Kombination mit Angst und Depression zu beobachten. Sehr häufig sind Schul- und Leistungsprobleme Folgeerscheinungen aggressiven Verhaltens.

Eine Reihe von Faktoren können das Risiko für die Entstehung von aggressivem Verhalten erhöhen. Hierzu zählen zum Beispiel schon früh auftretendes impulsives Verhalten, geringe sprachliche Ausdrucksmöglichkeiten, frühe Eltern-Kind-Konflikte, inkonsequentes oder körperlich strafendes

Elternverhalten, Aggression duldendes Elternverhalten, aber auch Ablehnung durch Gleichaltrige und eine schlechte soziale Integration.

Was können Sie tun?

Beachten Sie die Regeln, die für Kinder und Jugendliche mit hyperkinetischen Auffälligkeiten aufgestellt wurden (siehe Kap. 3.3). Auch bei Kindern mit aggressiven Verhaltensweisen ist es wichtig, dass Sie

– die positive Beziehung zu Ihrem Kind stärken, die durch Auseinandersetzungen häufig stark belastet ist;
– klare Regeln aufstellen;
– Ihr Kind loben, wenn es etwas gut gemacht hat und vor allem dann, wenn es Regeln einhält; und
– sich konsequent verhalten, wenn das Kind Regeln übertritt.

Aggressives Verhalten darf nicht zum Erfolg führen, das heißt, dass ein Kind mit Schreien oder Toben ein Ziel nicht erreichen darf und es durch aggressives Verhalten eine Anforderung, eine sinnvolle Regel und Grenze nicht umgehen darf. Reagieren Sie ruhig und setzen Sie angemessene negative Konsequenzen ein. Hierbei soll es sich um „natürliche Folgen" für das aggressive Verhalten eines Kindes handeln. Hierdurch lernt ein Kind die Konsequenzen seines Handelns kennen und bekommt die Verantwortung dafür übertragen. Beschädigt ein Kind beispielsweise etwas oder verletzt es andere, so besteht eine sinnvolle Strafe in Wiedergutmachung. Verweigert ein Kind die Wiedergutmachung, so kann ihm ein Privileg, also etwas Positives, entzogen beziehungsweise nicht gewährt werden. Solche Aktionen sollten nicht mit Schimpfen Ihrerseits verbunden sein, sondern in Ruhe, mit großer Eindeutigkeit und Bestimmtheit erfolgen.

Beachten Sie darüber hinaus folgende weitere Regeln:

1. **Achten Sie darauf, welches Vorbild Sie für Ihr Kind sind.** Fragen Sie sich beispielsweise, ob Sie mit Ihrem Partner häufig in aggressiver Weise streiten oder ob Sie Ihr Kind laut, nörgelnd, beschimpfend ansprechen und zu etwas auffordern. Versuchen Sie dann, die Verhaltensweisen, die Sie bei sich beobachtet haben, zu verändern.

2. **Helfen Sie Ihrem Kind, Konflikte mit anderen zu lösen.** Manche Kinder und Jugendliche mit aggressivem Verhalten nehmen sehr schnell eine Situation als feindselig wahr und finden keine guten

Möglichkeiten der Konfliktlösung. Wenn Ihr Kind einen Konflikt mit Geschwistern oder anderen Kindern hat, dann besprechen Sie mit ihm in einer möglichst ruhigen Situation, wie der Konflikt zustande kam, was möglicherweise seine eigenen Anteile daran sind, welche Lösungsmöglichkeiten es gibt und welches die Vor- und Nachteile der einzelnen Lösungen sind.

3. **Helfen Sie Ihrem Kind, bei Konflikten ruhig zu bleiben.** Manchen Kindern und Jugendlichen mit aggressivem Verhalten fällt es schwer, in einer Konfliktsituation ruhig zu bleiben. Aus diesem Grund sollten Sie mit Ihrem Kind besprechen, was es tun kann, um sich in einer solchen Situation erst einmal zu beruhigen und erst dann zu handeln. Das können Sie auch mit Ihrem Kind einüben, wenn Sie selbst eine Auseinandersetzung mit ihm haben.

4. **Achten Sie darauf, mit wem Ihr Kind regelmäßigen Kontakt hat.** Jugendliche mit aggressivem Verhalten schließen sich häufig anderen Jugendlichen mit ähnlichen Problemen an. Sie finden in solchen Gruppen die Anerkennung, die sie sonst nicht erhalten. In solchen Gruppen werden die Jugendlichen jedoch noch mehr zu problematischem Verhalten angeregt. Deshalb ist es wichtig, dass Sie einen Überblick darüber haben, mit wem Ihr Kind vor allem zusammen ist. Versuchen Sie Alternativen anzubieten, zum Beispiel Aktivitäten in Sportvereinen oder Freizeitgruppen.

5. **Schützen Sie Ihr Kind bei Regelverstößen nicht vor den Folgen.** Viele Jugendliche übertreten schon einmal wichtige soziale Regeln, zum Beispiel wenn sie die Schule schwänzen oder in einem Geschäft etwas stehlen. Das ist nicht gleich sehr problematisch, dennoch sollten Sie dafür sorgen, dass Ihr Sohn oder Ihre Tochter die natürlichen Folgen ihres Handelns erfahren. Schreiben Sie also keine Entschuldigung im Nachhinein und zahlen Sie nicht für Waren, die Ihr Kind entwendet hat. Es ist wichtig, dass Ihr Kind frühzeitig die Konsequenzen seines Handelns trägt und nicht erst dann, wenn es vor Gericht steht.

Was können Therapeuten tun?

Therapeuten arbeiten mit den Eltern und dem Kind und manchmal auch mit anderen wichtigen Bezugspersonen (Lehrer, Freizeitpädagogen). Wenn das aggressive Verhalten vor allem in der Familie oder im Unterricht auftritt, dann ist es wichtig, dass Eltern beziehungsweise Lehrer in die Behandlung einbezogen werden. Wenn das aggressive Verhalten bei Gleichaltrigen auftritt, dann wird häufig nach eingehender Diagnostik ein Einzel- und ein Gruppentraining durchgeführt. Parallel dazu findet eine

Eltern- und Familienberatung statt (vgl. Petermann & Petermann, 2008). In einem Training mit aggressiven Kindern sollen verschiedene soziale Kompetenzen aufgebaut werden, da durch die jahrelange Entwicklung des aggressiven Verhaltens spezifische Defizite entstehen können. Dabei werden die folgenden Ziele angestrebt:

- Herstellen eines entspannten und motorisch ruhigen Zustandes,
- Verbesserung einer angemessenen Wahrnehmung von sozialen Situationen, nach dem Motto: „Die Welt besteht nicht nur aus Feinden!",
- Aufbau von angemessen selbstbehauptendem Verhalten,
- Förderung und Bekräftigung von kooperativem, helfendem und prosozialem Verhalten,
- Differenzierung von Einfühlungsvermögen,
- Aufbau von Impulskontrolle, um selbstgesteuertes, selbstkontrolliertes Verhalten zu ermöglichen.

Diese Therapieziele werden durch eine Reihe von Techniken angestrebt, wie Entspannungstechniken, Wahrnehmungsübungen mit Hilfe von Videoeinsatz, Bildgeschichten, Fotos, Comics, Selbstinstruktionskarten und Selbstbeobachtungsbogen (z. B. einem „Detektivbogen"). Von großer Bedeutung sind strukturierte Rollenspiele, um positives Sozialverhalten einzuüben.

An den Beratungssitzungen mit den Eltern nimmt ein Kind manchmal, aber nicht immer teil. Die Eltern lernen, kritische Alltagssituationen frühzeitig zu erkennen und vor einer Eskalation strukturierend in ruhiger Weise einzugreifen. Sie analysieren mit Hilfe eines Therapeuten ihr Verhalten hinsichtlich der Wirkung auf das Kind. Dadurch lernen sie zu erkennen, durch welche Handlungen das aggressive Verhalten des Kindes bekräftigt und aufrechterhalten wird. Für den Erziehungsalltag und für Konfliktsituationen werden alternative Verhaltensweisen für die Eltern gesucht, auf ihre Umsetzbarkeit in der Familie geprüft und eingeübt. Wochenprotokollbogen erleichtern die Arbeit für Eltern und Therapeut.

Weiterführende Literatur

Literatur für Eltern, Erzieher und Lehrer

Döpfner, M., Schürmann, S. & Lehmkuhl, G. (2006). *Wackelpeter & Trotzkopf. Hilfen bei hyperkinetischem und oppositionellem Verhalten* (3., überarb. Aufl.). Weinheim: Psychologie Verlags Union.

Petermann, F., Döpfner, M. & Schmidt, M.H. (2008). *Ratgeber Aggressives Verhalten* (2. Aufl.). Göttingen: Hogrefe.

Literatur für Fachleute

Petermann, F. & Petermann, U. (2000). *Aggressionsdiagnostik.* Göttingen: Hogrefe.

Petermann, F. & Petermann, U. (2007). *Training mit Jugendlichen* (8., veränd. Aufl.). Göttingen: Hogrefe.

Petermann, F. & Petermann, U. (2008). *Training mit aggressiven Kindern* (12., überarb. Aufl.). Weinheim: Psychologie Verlags Union.

Petermann, F., Döpfner, M. & Schmidt, M.H. (2007). *Aggressiv-dissoziale Störungen. Leitfaden Kinder- und Jugendpsychotherapie, Band 3* (2., korrigierte Aufl.). Göttingen: Hogrefe.

3.5 Ängstliche und unsichere Kinder und Jugendliche

Kennen Sie das?

Lena ist fünf Jahre alt und ein ruhiges und zurückhaltendes Mädchen. Auf dem Spielplatz traut sie sich nicht, auf andere Kinder zuzugehen; wenn sie von Erwachsenen etwas gefragt wird, gibt sie oft keine Antwort, sondern schaut verschämt zu Boden. Abends, wenn sie ins Bett soll, gibt es Tränen, die Mutter muss immer am Bettrand sitzen bleiben, bis sie einschläft. Wenn die Mutter Lena morgens in den Kindergarten bringt, kann sich Lena kaum trennen und weint. In den ersten Monaten des Kindergartenbesuches gab es morgens immer riesige Szenen und Lena schrie und weinte vor Verzweiflung.

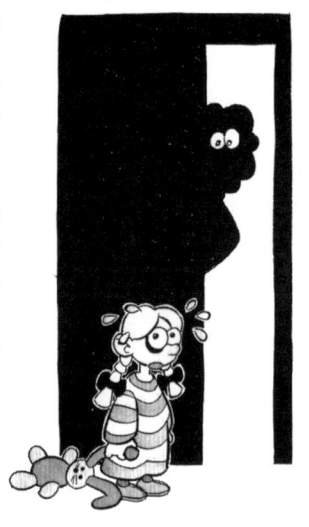

Das Problem

Lena ist ein Kind, das verschiedene Ängste, soziale Ängste (Kontaktängste) und Ängste aufweist, sich von einer vertrauten Person zu trennen (=

Trennungsangst). Soziale Ängste bezeichnet man auch als soziale Phobie oder soziale Unsicherheit. Bei Lena tritt eine soziale Unsicherheit gekoppelt mit einer Trennungsangst auf. Für ängstliche Kinder ist es typisch, dass sie sich bei sozialen Aktivitäten zurückziehen und am liebsten alleine einer Tätigkeit nachgehen. In manchen Fällen verweigern sie auch aktiv soziale Anforderungen (z. B. den Besuch des Kindergartens oder der Schule). Sozial unsichere Kinder können zwar bei vertrauten Gleichaltrigen und Erwachsenen ohne Scheu soziale Kontakte aufnehmen, sie haben aber große Schwierigkeiten gegenüber weniger gut bekannten Erwachsenen und vor allem bei Gleichaltrigen. Besonders auffällig ist, dass sozial unsichere Kinder Angst davor haben, ein Verhalten zu zeigen, das als peinlich oder demütigend erlebt wird (z.B. fehlerhaftes Vorlesen vor der Schulklasse).

Bei Lena fällt zunächst ihr Temperament auf: Sie gilt als ruhiges Kind, das als schüchtern und gehemmt beschrieben wird. Kinderpsychologische Studien belegen, dass diese „Eigenschaften" schon sehr früh Kinder in ihrem Umgang mit anderen kennzeichnen und im Verlauf stabil sind. In manchen Fällen entsteht im Jugendalter aus einem solchen Verhalten eine Depression.

Soziale Gehemmtheit besitzt für Erwachsene viele angenehme Seiten, so sind diese Kinder besonders „häuslich", „brav" und „pflegeleicht". Vielfach wird die Schüchternheit dadurch bekräftigt, dass Eltern ihr Kind besonders umsorgen, behüten und über die Maßen beschützen; hierdurch wird die Problematik zusätzlich bekräftigt. Durch die Vermeidung von Sozialkontakt (z.B. im Kindergarten oder in der Schule) erwerben und üben die Kinder keine sozialen Fertigkeiten. In manchen Fällen ziehen sich diese „stillen" Kinder in eine Spiel- und Gedankenwelt zurück, so basteln sie zum Beispiel viel und erhalten dafür von ihren Eltern Lob und Anerkennung. Auf diese Weise wird das Bedürfnis nach Sozialkontakt innerhalb der Familie abgedeckt und der Wunsch, sich Freunde außerhalb der Familie zu suchen, tritt in den Hintergrund.

Was können Sie tun?

1. Versuchen Sie, ein gutes Vorbild zu sein. Häufig übernehmen Kinder Ängste von ihren Eltern. Je mehr es Ihnen gelingt, eigene Ängste zu überwinden, um so besser ist das auch für Ihr Kind. Wenn Ihr Kind also sozial ängstlich ist, dann ist es hilfreich, wenn es sieht, wie Sie ganz natürlich mit anderen Menschen umgehen.

2. Schaffen Sie Möglichkeiten zu sozialen Kontakten. Wenn Ihr Kind sozial unsicher ist und wenig Kontakte zu andern Kindern hat, dann sollten Sie ihm viele Gelegenheiten zu sozialen Kontakten bieten, beispielsweise indem Sie andere Kinder einladen oder das Kind in Freizeitgruppen integrieren.

3. Helfen Sie Ihrem Kind, ängstigende Situationen zu bewältigen. Angst verliert man am besten, indem man ängstigende Situationen aufsucht und sie erfolgreich bewältigt. Dabei ist es wichtig, schrittweise vorzugehen und zunächst leichtere und weniger ängstigende Situationen zu bewältigen. Dieses Prinzip gilt für alle Formen von Angst – für soziale Ängste, für Trennungsängste oder auch für umschriebene Ängste, wie zum Beispiel Angst vor der Dunkelheit.

4. Loben Sie Ihr Kind. Loben Sie Ihr Kind immer dann, wenn es den Mut aufbringt, eine ängstigende Situation zu bewältigen – beispielsweise, wenn es einen Klassenkameraden anruft oder wenn es ihm gelingt, erstmals mit dem Bus zur Schule zu fahren oder wenn es ins Bett geht, ohne Licht anzulassen.

Was können Therapeuten tun?

Zur Behandlung von sozialer Unsicherheit und Ängsten existieren differenzierte Verhaltenstrainings, mit denen durch verhaltenstherapeutische Methoden Ängste abgebaut und soziale Fertigkeiten eingeübt werden können. Bei diesen Trainings (z. B. dem Training mit sozial unsicheren Kindern; Petermann & Petermann, 2006) werden durch Übungen zur sozialen Wahrnehmung und durch Rollenspiele (in Gruppen mit 3–4 Kindern) differenzierte Verhaltensweisen eingeübt (z. B. Kontakte knüpfen, eine Bitte äußern). Wichtig ist dabei, dass die Kinder durch Selbstbeobachtungsaufgaben ihr Verhalten im Alltag realistisch einschätzen und modifizieren lernen. In manchen Fällen ist es auch nötig, durch Übungen im Alltag (bei Anwesenheit des Therapeuten) das Kind mit neuem Verhalten zu konfrontieren (= Konfrontationsbehandlung).

Bei der Angstbehandlung kommt der Elternberatung eine besondere Bedeutung zu, da auf diesem Wege viele ungünstige Erziehungshaltungen (z. B. „Die Ängstlichkeit vergeht schon wieder!", „Mein Kind ist halt' besonders brav!") abgebaut werden können; ebenso muss die verwöhnende Erziehungshaltung relativiert werden, um die meist schnell einsetzenden Erfolge des Kindertrainings langfristig aufrechterhalten zu können.

Weiterführende Literatur

Für Eltern, Lehrer und Erzieher

Schulte-Markwort, M. & Schimmelmann, B. (1999). *Kinderängste. Was Eltern wissen müssen.* Augsburg: Midena.

Fachliteratur

Petermann, F. (Hrsg.). (2008). *Lehrbuch der Klinischen Kinderpsychologie* (6., vollst. überarb. Aufl.). Göttingen: Hogrefe.
Petermann, U. & Petermann, F. (2006). *Training mit sozial unsicheren Kindern* (9., völlig veränd. Aufl.). Weinheim: Psychologie Verlags Union.
Suhr-Dachs, L. & Döpfner, M. (2005). *Leistungsängste. Therapieprogramm für Kinder und Jugendliche mit Angst- und Zwangsstörungen (THAZ), Band 1.* Göttingen: Hogrefe.

3.6 Depressive Kinder und Jugendliche

Kennen Sie das?

Die 16-jährige Tanja zieht sich immer mehr zurück. Zu Aktivitäten, die ihr früher Spaß gemacht haben – Reiten, mit Freundinnen weg gehen – hat sie keine Lust mehr. Im Geheimen fragt sie sich immer öfter, ob das Leben überhaupt noch einen Sinn mache. Die Eltern verstehen sie schon längst nicht mehr und nerven nur mit ständig den gleichen Fragen. Die Klassenkameradinnen und Kameraden machen sich lustig über sie, sie findet sich hässlich und hat das Gefühl, alle anderen können alles besser als sie. Häufig schließt sie sich in ihrem Zimmer ein, starrt an die Decke und grübelt über all das nach, was in letzter Zeit schief lief und was in Zukunft alles noch daneben gehen wird.

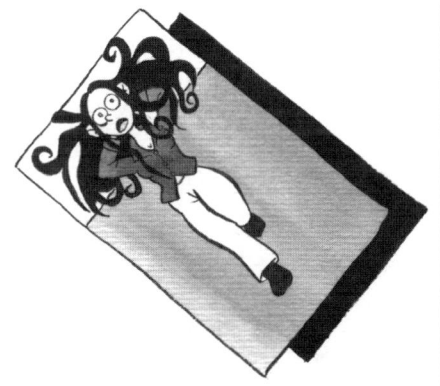

Das Problem

Kinder und Jugendliche haben Phasen, in denen es ihnen nicht gut geht; Phasen, in denen sie mürrisch sind, schlechte Laune haben, traurig sind, keine Lust haben, etwas zu tun, kein Interesse aufbringen, sich selbst wenig zutrauen oder sogar daran denken, sich das Leben zu nehmen. Typischerweise treten solche Phasen im Jugendalter stärker zutage als im Kindesalter. Solche Phasen können relativ abrupt beginnen, sie können sich auch langsam einschleichen und immer stärker werden. Manchmal sind konkrete Auslöser dafür gut zu erkennen – wenn die Eltern sich trennen, wenn die Freundin den Jugendlichen verlässt, wenn ein geliebtes Tier stirbt, wenn die Klasse wiederholt wird. Es gibt unzählige Ereignisse, die solche Phasen auslösen können. Bei anderen Kindern und Jugendlichen sind eher Belastungen dafür verantwortlich, die über längere Zeiträume anhalten – zum Beispiel Kinder und Jugendliche, denen es schon immer schwer fiel, Kontakte zu knüpfen, die schon lange Leistungsprobleme in der Schule haben, die sich von den Eltern nicht angenommen fühlen. Vermutlich spielen auch körperliche Ursachen eine Rolle, manche Kinder scheinen eine erbliche Anlage zu haben, eher eine solche Problematik zu entwickeln; auch hormonelle Veränderungen im Jugendalter können einen Einfluss haben.

Eltern machen sich zu Recht besondere Sorgen, wenn sie Hinweise darauf haben, dass ihr Kind sich mit Selbstmordideen (Suizidgedanken) beschäftigt. Suizidgedanken sollten immer ernst genommen werden; glücklicherweise sind solche Gedanken zwar weit verbreitet, aber ziehen nicht immer einen Selbstmordversuch nach sich; dennoch ist natürlich größte Aufmerksamkeit geboten, wenn Kinder und Jugendliche sich mit Todeswünschen oder Selbstmordfantasien beschäftigen, wenn sie sich sehr stark zurückziehen, Schlaf- und Essstörungen entwickeln und deutlichen psychischen Belastungen (Versetzungsgefährdung, Familienkonflikte, Freund/in macht Schluss) ausgesetzt sind. Manche geben Hinweise, indem sie zum Beispiel sagen: „Ich mache euch nicht mehr lange Schwierigkeiten", „es hat alles keinen Sinn" oder „Ich werde euch nicht mehr sehen".

Was können Sie tun?

1. Nehmen Sie sich Zeit für Ihr Kind. Wenn Kinder Probleme haben, müssen sie spüren, dass die Eltern für sie da sind, dass sie Zeit für sie haben und dass sie sich auf ihre Eltern verlassen können. Das kostet viel Zeit. Erwarten Sie aber nicht, dass Ihr Kind sich Ihnen sofort anvertraut. Manchmal reagieren Kinder in solchen Situationen besonders mürrisch und abweisend.

2. **Sprechen Sie Ihr Kind auf Probleme an und zeigen Sie Gesprächsbereitschaft.** Wenn das Kind nicht von sich aus seine Probleme anspricht, dann sollten Sie ihm sagen, dass Sie den Eindruck haben, dass es Probleme hat, dass es ihm nicht so gut geht und dass Sie ihm gerne helfen wollen. Dringen Sie aber nicht zu sehr in das Kind ein.

3. **Stärken Sie das Selbstvertrauen Ihres Kindes.** Zeigen Sie Ihrem Kind, was Sie gut an ihm finden, worüber Sie stolz sind. Zeigen Sie dem Kind auf, was es alles kann. Ermuntern Sie das Kind, kleine Schritte zu tun, um Probleme zu bewältigen.

4. **Stärken Sie die Kontakte, Aktivitäten und Interessen Ihres Kindes.** Helfen Sie dem Kind, sich in Gruppen zu integrieren (z. B. Sportverein, Feuerwehr, Jugendgruppen); ermuntern Sie es, Aktivitäten auszuprobieren und eigene Interessen zu entwickeln. Versuchen Sie, Hindernisse herauszufinden und aus dem Weg zu räumen. Erwarten Sie aber nicht, dass die Vorlieben Ihres Kindes mit Ihren eigenen übereinstimmen.

5. **Helfen Sie Ihrem Kind, mit Enttäuschungen umzugehen.** Vermitteln Sie Ihrem Kind, dass Rückschläge und Enttäuschungen zum Leben genauso dazu gehören wie Glück und Erfolg. Signalisieren Sie Verständnis für die Enttäuschungen und helfen Sie Ihrem Kind, Möglichkeiten zu finden, mit der Enttäuschung fertig zu werden.

6. **Helfen Sie Ihrem Kind, Schwarz-Weiß-Denken zu überwinden.** Viele Kinder und Jugendliche fallen in depressive Phasen, weil sie überwiegend in Schwarz-Weiß-Kategorien denken und die Grautöne übersehen. Entweder ist alles gut und super oder alles ist abgrundtief schlecht und hoffnungslos. Ein einzelnes negatives Ereignis wird als Beleg für eine allgemeine Unfähigkeit oder Ablehnung genommen. Eine schlechte Note gilt als unumstößlicher Beleg dafür, dass man ein schlechter Schüler (und damit auch ein schlechter Mensch) ist. Eine Zurückweisung gilt als absoluter Nachweis dafür, dass man von allen anderen abgelehnt wird. Versuchen Sie, Ihr Kind nicht so sehr zu belehren, sondern versuchen Sie stattdessen, das Schwarz-Weiß-Denken zu hinterfragen.

Was können Therapeuten tun?

Kinder und Jugendliche mit ausgeprägten depressiven Symptomen sollten auf jeden Fall einem Fachmann vorgestellt werden:

- Eine Psychotherapie (Verhaltenstherapie oder tiefenpsychologisch fundierte Psychotherapie) ist meist die Methode der Wahl. Dabei wird nicht nur das Kind behandelt, sondern die Eltern, möglicherweise auch Lehrer, werden meist aktiv in die Behandlung einbezogen.
- In seltenen und sehr schweren Fällen können auch Medikamente (meist sogenannte Antidepressiva) eingesetzt werden. In mehreren Untersuchungen haben sich diese Medikamente bei Kindern und Jugendlichen allerdings nur als begrenzt hilfreich erwiesen.

Weiterführende Literatur

Literatur für Eltern, Erzieher oder Lehrer

Kerns, L.L. (1997). *Hilfen für depressive Kinder.* Bern: Huber.

Literatur für Fachleute

Groen, G. & Petermann, F. (2002). *Depressive Kinder und Jugendliche.* Göttingen: Hogrefe.

Harrington, R. C. (2001). *Kognitive Verhaltenstherapie bei depressiven Kindern und Jugendlichen.* Göttingen: Hogrefe.

Walter, D., Rademacher, C., Schürmann, S. & Döpfner, M. (2007). *Grundlagen der Selbstmanagementtherapie bei Jugendlichen.* Göttingen: Hogrefe.

3.7 Kinder und Jugendliche mit Essproblemen

Kennen Sie das?

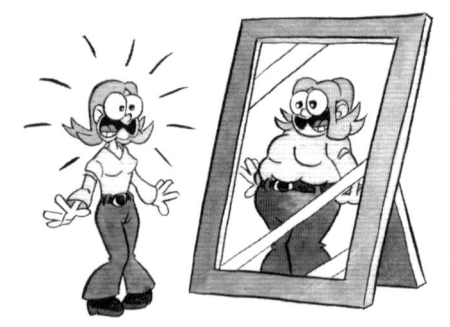

Seit Monaten isst Sabine immer weniger. Mit 13 Jahren war sie ziemlich pummelig und wurde deswegen schon auch mal gehänselt. Dann hat sie sich zusammen mit ihrer Mutter zu einer Diät entschlossen, doch auch als sie 10 Kilo abgenommen hatte und richtig schlank war, fand sie sich immer noch zu dick und achtete immer mehr auf die Kalorien. Zusätzlich begann sie ein Fitnessprogramm, jetzt joggt sie jeden Tag und vermeidet es, sich hinzusetzen, um möglichst viele Kalorien zu verbrauchen. In der Familie dreht sich mittlerweile alles um das Essen und Sabine spürt, dass sie sich in der Schule immer schlechter konzentrieren kann. Die Eltern sind verzweifelt, weil sie schon alles versucht haben, Sabine wieder zum Essen zu bewegen. Aber nichts hat geholfen.

Das Problem

Viele Eltern klagen über schlechte Essgewohnheiten und Essprobleme ihrer Kinder. Manche Kinder essen zu viel oder zu viel Kalorienreiches, andere essen nur sehr wenige ausgesuchte Dinge, manche unternehmen alles Mögliche, um extrem schlank und dünn zu sein und manche habe regelrechte Essattacken und erbrechen anschließend. Von den Essproblemen wollen wir folgende kurz etwas näher erläutern:

– Übermäßiges Essen und Übergewicht (Adipositas),
– Magersucht (Anorexie) und
– Ess- und Brechanfälle (Bulimie).

Übermäßiges Essen und Übergewicht. Von Übergewicht, Adipositas oder Fettleibigkeit wird gesprochen, wenn das Körpergewicht mehr als 20 Prozent über dem durchschnittlichen Körpergewicht gleich großer Jungen oder Mädchen liegt. Übermäßiges und unausgewogenes Essen sowie geringe körperliche Betätigung sind wesentliche Ursachen für Übergewicht. 14 bis 18 Prozent der Kinder und Jugendlichen in der Bundesrepublik werden als übergewichtig eingeschätzt; diese Zahlen steigen an. Da eine Adipositas ein generell erhöhtes Krankheitsrisiko für das spätere Leben darstellt, handelt es sich nicht um einen „Schönheitsfehler", sondern um eine ernstzunehmende Problematik. Außerdem haben Kinder und Jugendliche mit Adipositas häufig mit vielen sozialen Nachteilen zu kämpfen, sie werden von anderen gehänselt, können sich selbst oft nicht leiden und entwickeln erhebliche Selbstwertprobleme. Die Behandlung der Adipositas wird um so schwieriger, je länger sie besteht und je ausgeprägter sie ist.

Magersucht. Magersucht tritt am häufigsten bei Mädchen und jungen Frauen im Alter von 15 bis 19 Jahren auf, sie kann aber auch später beginnen. Bei männlichen Jugendlichen tritt das Problem wesentlich seltener auf. Im Vordergrund der Problematik stehen eine verminderte Nahrungsaufnahme und die ständige und exzessive Beschäftigung mit Ernährung, Essen und dem Körper. Die Betroffenen kreisen in ihren Vorstellungen und Gedanken ständig um diese Themen und entwickeln in perfektionistischer Weise Diäten mit möglichst geringen Anteilen an Fett- und Kohlenhydraten. Die Appetitlosigkeit tritt in der Regel erst im fortgeschrittenen Stadium auf und kann durch zwischenzeitliche Heißhungerattacken mit exzessiver Nahrungsaufnahme unterbrochen werden. Die Methoden der Gewichtsreduktion sind vielfältig und bestehen neben der verminderten Kalorienaufnahme häufig in exzessiver körperlicher Aktivität sowie dem missbräuchlichen Einsatz von Abführmitteln.

Viele Jugendliche sorgen sich um ihre Figur und versuchen mitunter auch mittels recht heftiger Diäten oder exzessiver körperlicher Aktivitäten, ihr Gewicht zu kontrollieren. Nicht jedes dieser Essprobleme ist gleich eine Anorexia nervosa, deswegen ist es wichtig, die diagnostischen Kriterien zu beachten. Diese bestehen aus einem ausgeprägten, selbst herbeigeführten Gewichtsverlust. Nach einem medizinischen Maßstab kann ein Erwachsener mit einem Body-Mass-Index (BMI) von weniger als 17,5 als magersüchtig bezeichnet werden. Der BMI errechnet sich als Gewicht in Kilogramm (kg) /Körpergröße (m)^2. Bei Jugendlichen liegen die Grenzwerte etwas tiefer. Häufig besteht auch eine Körperschemastörung in Form einer Angst, zu dick zu werden oder zu sein. Im Verlauf der Gewichtsverluste kommt es zu hormonellen Störungen, die sich vor allem dadurch äußern, dass die Regelblutung bei Mädchen ausbleibt oder gar nicht erst einsetzt. Häufig treten aber auch weitere psychische Probleme auf, vor allem starker Rückzug von Gleichaltrigen oder auch innerhalb der Familie, Depressivität und eine gereizte oder aggressive Stimmung. Typischerweise sind die Betroffenen perfektionistisch und erbringen in der Schule oft sehr gute Leistungen. Gleichzeitig leiden sie an geringem Selbstbewusstsein und an der irrationalen Vorstellung, sie seien zu dick, egal wie dünn sie auch werden. Mit dem verzweifelten Gefühl, ihr Leben kontrollieren zu müssen, erfahren diese Mädchen oder jungen Frauen das Gefühl der Körperkontrolle nur, wenn sie „Nein" sagen zu dem normalen Verlangen ihres Körpers nach Nahrung.

Ess- und Brechattacken (Bulimie). Bei einer Bulimie nehmen die Patienten große Mengen kalorienreicher Nahrung in kurzer Zeit zu sich und „reinigen" dann ihren Körper von den gefürchteten Kalorien durch selbst herbeigeführtes Erbrechen oder manchmal auch durch den Gebrauch von Abführmitteln. Diese Essanfälle können sich mit extremen Diäten abwechseln, was zu dramatischen Gewichtsschwankungen führt. Meist versuchen die Patienten, das Erbrechen zu verheimlichen. Das Erbrechen und eventuell häufiger Stuhlgang durch den Gebrauch von Abführmitteln stellen eine ernste Gefahr für die Gesundheit der Patienten dar. Es kann zur Entwässerung des Körpers, zu hormonellen Mangelerscheinungen und Fehlregulationen sowie zu einem Mangel an Mineralstoffen und auch zur Schädigung lebenswichtiger Organe kommen.

Was können Sie tun?

Wenn das Kind übergewichtig ist:

1. **Achten Sie auf eine ausgewogene Ernährung.** Gut 60 Prozent ihrer Tagesenergie sollten Kinder durch Kohlenhydrate decken. Zum Beispiel mit Reis, Nudeln, Gemüse, Vollkornprodukten oder Kartoffeln. Eiweiß ist ein weiterer wichtiger Nahrungsbestandteil. Milchprodukte, Ei, Fisch und Fleisch gehören genauso zu den Eiweißlieferanten wie Hülsenfrüchte, Nüsse und Vollkornprodukte. Fett ist der Dickmacher Nummer eins. Deswegen ist Vorsicht auch bei den „versteckten" Fetten geboten – etwa in Käse, Eiern, Wurst oder Sahne. Geben Sie Ihrem Kind nicht mehr als eine Portion Süßigkeiten oder Knabbereien am Tag zu essen. Kindern fällt es leichter, zwischendurch nicht zu naschen, wenn sie einen „Reservetank" (z.B. einen kleinen Apfel) griffbereit haben, falls sie plötzlich großen Hunger kriegen.

2. **Achten Sie darauf, dass das Kind mehrere kleine Mahlzeiten einnimmt.** Es ist besser, pro Tag fünf kleinere statt drei große Mahlzeiten zu essen. Es ist gut, wenn die Mahlzeiten in einem festen Rhythmus eingenommen werden. Das Kind sollte zu Hause immer an einem festen Ort essen und es sollte während des Essens nichts anderes tun (z.B. Fernsehen).

3. **Achten Sie darauf, dass das Kind langsam abnimmt.** Radikale Diäten sind nicht sinnvoll, weil sie meist nur kurzfristig zu Erfolgen führen. Viel wichtiger ist, dass das Kind seine Essgewohnheiten langfristig umstellt und beibehalten kann.

4. **Achten Sie darauf, dass das Kind langsam isst.** Ihr Kind sollte sich kleine Portionen auf den Teller legen, gründlich kauen und langsam essen. Dann hat das Kind viel mehr vom Essen und das Gefühl der Sättigung kann sich einstellen. Jedes Mal, bevor es sich eine neue Portion nimmt, sollte es eine kleine Pause machen, erst noch etwas trinken und sich dann noch einmal fragen, ob es wirklich noch hungrig ist.

5. **Achten Sie darauf, dass sich Ihr Kind möglichst viel bewegt und Sport macht.** Ihr Kind sollte sich im Alltag soviel wie möglich bewe-

gen (z. B. mit dem Fahrrad zur Schule fahren, Treppen hoch steigen, statt mit dem Fahrstuhl fahren) und auch Bewegungsspiele aussuchen – auf dem Spielplatz, Ballspiele, Skateboard fahren usw. Noch besser ist es, wenn es zusätzlich Sport in einem Verein treibt. Beschäftigungen im Sitzen – vor allem stundenlanges Fernsehen oder Computer spielen – sollten soweit wie möglich begrenzt werden.

6. **Loben Sie Ihr Kind, wenn es sich bemüht, diese Regeln einzuhalten.** Die Umsetzung dieser Regeln sind für die Eltern und vor allem für das Kind sehr anstrengend. Aus diesem Grund sollten Sie das Kind regelmäßig für seine Bemühungen loben. Sie können auch einen Belohnungsplan einsetzen, bei dem sich das Kind täglich Punkte verdienen kann, wenn es die Regeln einhält und die es dann in eine besondere Belohnung eintauschen kann. Wenn sich das Kind regelmäßig wiegt, kann es seine Erfolge auch an der Waage ablesen.

Wenn das Kind/der (die) Jugendliche sehr wenig isst und extrem schlank sein will oder Essattacken hat:

1. **Sprechen Sie Ihr Kind auf das an, was Ihnen auffällt.** Jugendliche versuchen häufig, diese Essprobleme zu verheimlichen. Probleme lassen sich erst dann lösen, wenn sie angesprochen werden. Deshalb ist es wichtig, dass Sie ansprechen, was Sie sehen und vermuten. Erwarten Sie aber nicht, dass Ihr Kind Ihnen zustimmt. Versuchen Sie es nicht zu überzeugen, es gelingt Ihnen vermutlich zunächst nicht. Dennoch ist es wichtig, dass das Problem benannt ist, damit auch notwendige Problemlösungen eingeleitet werden können.

2. **Fordern Sie Ihr Kind auf, sich Rückmeldung von Gleichaltrigen zu holen**; diese sind manchmal glaubwürdiger als Sie. Vor allem wenn es um Figur und Gewicht geht, sind die Urteile von Gleichaltrigen wichtig. Patienten mit Magersucht können aufgrund ihrer Körperschemastörungen ihr eigenes Aussehen nicht mehr realistisch einschätzen, deshalb reagieren sie auf entsprechende korrigierende Rückmeldungen zunächst mit Widerstand. Achten Sie darauf, dass Ihr Kind sich nicht ausschließlich an extremen Beispielen – extrem magere Models oder Balletttänzern – orientiert.

3. **Informieren Sie Ihr Kind über die Gefahren von Mangelernährung und Erbrechen.** Magersucht kann lebensbedrohlich werden und führt zu erheblichen körperlichen Veränderungen und Organschädigungen. Auch das Erbrechen kann erhebliche körperliche Entgleisungen und Schädigungen (z.B. der Speiseröhre, der Zähne) zur

Folge haben. Meist ist es hilfreicher, wenn die Patienten solche Informationen von einem Arzt erhalten, weil sie dann eher zuhören und Beziehungsprobleme, die sich meist zwischen Eltern und Kind aufgebaut haben, den Widerstand der Patienten nicht zusätzlich erhöhen.

4. **Holen Sie relativ schnell fachliche Hilfe ein, wenn Sie merken, dass Sie das Problem nicht alleine lösen können.** Magersucht und Bulimie können in den meisten Fällen nicht ohne fachliche Hilfe bewältigt werden. Je länger das Problem schon besteht und je stärker es ausgeprägt ist, um so schwerer ist es auch für Fachleute, eine wirkungsvolle Therapie durchzuführen. Auch deshalb ist eine frühe Hilfe sehr wichtig.

Was können Therapeuten tun?

Bei ausgeprägtem Übergewicht und Untergewicht und bei heftigen Essattacken sind die Chancen dafür, dass die Probleme selbst oder in der Familie gelöst werden, leider eher gering. Aus diesem Grund sollten Sie sich frühzeitig bei Fachleuten Hilfe holen. Die Behandlung beginnt mit einer medizinischen Untersuchung, um den körperlichen Zustand des Betroffenen zu bestimmen.

Die Behandlung der Adipositas erfolgt über Ernährungsberatung, Diät, Sport- und Bewegungsprogramme sowie mit psychologischen (verhaltenstherapeutischen) Verfahren, die helfen, das Essverhalten zu verändern. Weitergehende psychische Probleme, die häufig auftreten, müssen darüber hinaus mit geeigneten Psychotherapien behandelt werden.

Bei stark ausgeprägtem Untergewicht ist eine Einweisung in ein Krankenhaus notwendig. Eine ambulante Behandlung von magersüchtigen Patienten gelingt eher, wenn die Problematik noch nicht lange besteht, wenn noch kein massiver Gewichtsverlust eingetreten ist und wenn ausreichende Unterstützungsmöglichkeiten in der Familie vorhanden sind. Am wichtigsten ist jedoch, dass die Betroffenen einer ambulanten Behandlung motiviert und kooperativ gegenüberstehen. Bei Jugendlichen, die sehr schwer von der Störung betroffen sind, fehlt jedoch häufig die Einsicht in die Notwendigkeit von Behandlungsmaßnahmen. In solchen Fällen sind stationäre Behandlungen, anfangs auch gegen den Willen der Betroffenen, unerlässlich.

Sowohl in der ambulanten als auch der stationären Therapie werden kombinierte Maßnahmen zur Unterstützung von regelmäßigem Essen einschließlich Ernährungsberatung, zur Verminderung exzessiver Aktivität und anderer unangemessener Maßnahmen der Gewichtsreduktion sowie Psychotherapie durchgeführt. Auch familientherapeutische Interventionen sind oft hilfreich, weil durch die Dauer der Erkrankung das familiäre Gefüge und die Interaktionen häufig negativ geprägt sind. Häufig wird zunächst an einer Steigerung des Körpergewichtes gearbeitet, um der Bedrohung entgegenzuwirken, die aus einer Unterernäherung resultiert. Parallel dazu oder zeitlich versetzt werden die psychischen Komponenten der Problematik bearbeitet.

Weiterführende Literatur und Adressen

Literatur für Eltern, Erzieher oder Lehrer

Materialien und Adressen von Selbsthilfegruppen können bei der Bundeszentrale für gesundheitliche Aufklärung (Postfach 91 01 52, 51071 Köln, Internet: www.bzga.de) und der Deutschen Gesellschaft für Ernährung (Im Vogelsgesang 40, 60488 Frankfurt; www.dge.de) angefordert werden.

Gerlinghoff, M., Backmund, H. & Mai, N. (2001). *Magersucht und Bulimie. Verstehen und bewältigen* (4. Aufl.). Weinheim: Beltz.

Pauli, D. & Steinhausen, H.-C. (2006). *Ratgeber Magersucht.* Göttingen: Hogrefe.

Petermann, F. & Warschburger, P. (2007). *Ratgeber Übergewicht.* Göttingen: Hogrefe.

Schmidt, U. & Treasure, J. (2001). *Die Bulimie besiegen* (2. Aufl.). Frankfurt: Campus.

Literatur für Fachleute

Jacobi, C., Thiel, A. & Paul, T. (2000). *Kognitive Verhaltenstherapie bei Anorexia und Bulimia nervosa* (2., überarb. Aufl.). Weinheim: Psychologie Verlags Union.

Steinhausen, H.-C. (2005). *Anorexia nervosa. Leitfaden Kinder- und Jugendpsychotherapie, Band 7.* Göttingen: Hogrefe.

Warschburger, P. & Petermann, F. (2008). *Adipositas. Leitfaden Kinder- und Jugendpsychotherapie, Band 10.* Göttingen: Hogrefe.

4 Belastungen im Kindes- und Jugendalter

4.1 Wenn die Eltern selbst psychische Probleme haben

Kennen Sie das?

Seit Jahren quält sich Frau S. mit Stimmungsschwankungen. Es gibt Zeiten, da hat sie das Gefühl, dass sie alles, was man von ihr erwartet, nicht mehr packt: Familie, Beruf, Nachbarn alles wird zur Last. Besonders quält sie der Gedanke, ihren Kindern keine gute Mutter sein zu können, weil sie dann wirklich alles, was die Kinder machen, belastet. Natürlich merken es die Kinder, wenn es ihr mal wieder schlecht geht und wollen sie dann auch aufheitern; aber das gelingt nur selten. Ihr Mann hat auch so seine eigenen Probleme, die Anforderungen im Beruf findet er immer belastender, häufig kommt er gereizt nach Hause und in letzter Zeit hat er immer wieder zur Flasche gegriffen. Die Eltern spüren, wie beide Kinder seit etwa einem Jahr immer schwieriger werden – die Lehrer klagen darüber, dass sie häufig die Hausaufgaben nicht machen, der Sohn hat mit Klassenkameraden oft Streit und die ältere Schwester zieht sich immer mehr zurück.

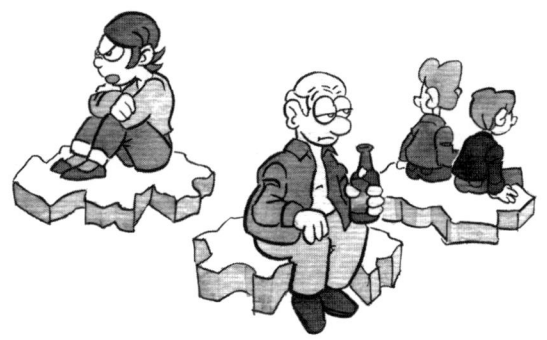

Das Problem

Kinder von Eltern mit psychischen Problemen haben ein erhöhtes Risiko, ebenfalls psychische Auffälligkeiten zu entwickeln. Das Risiko ist bei folgenden psychischen Störungen eines Elternteils besonders hoch: Manisch-depressive Störungen, Schizophrenie, Alkoholismus, Drogenmissbrauch oder Depression. Sind beide Eltern betroffen, erhöht sich das Risiko weiter, dass das Kind auch Probleme und Störungen entwickelt. Dieses erhöhte Risiko ist vermutlich zum Teil erblich bedingt, aber auch das Verhalten der Eltern spielt eine erhebliche Rolle. Wenn Eltern psychische Probleme haben, dann können sie sich oft nicht in dem Maße um ihre Kinder kümmern, wie es notwendig wäre. Kinder haben ein erhöhtes Risiko, ähnliche psychische Probleme wie ihre Eltern zu entwickeln – wenn die Eltern starke Ängste haben, dann können auch die Kinder Angststörungen entwickeln, wenn die Eltern sehr impulsiv sind, dann ist das Risiko erhöht, dass sich bei den Kindern ähnliche Probleme aufbauen. Kinder haben aber auch ein erhöhtes Risiko zur Entwicklung anderer psychischer Probleme. Es gibt jedoch auch Faktoren, die helfen können, das Risiko für die Kinder zu vermindern:

- wenn die Kinder wissen, dass ihre Eltern ein psychisches Leiden haben und dass sie nicht an dieser Erkrankung schuld sind;
- wenn die Eltern sich in Behandlung begeben, um die eigenen psychischen Probleme zu bewältigen;
- eine sichere und verlässliche häusliche Umgebung;
- das Gefühl, von den Elternteil geliebt zu werden, selbst wenn ihre Problematik sie daran hindert, das zu zeigen;
- eine gefestigte Beziehung zu anderen Erwachsenen;
- Freunde;
- Interesse an der Schule und Erfolg in der Schule;
- andere Interessen des Kindes außerhalb der Familie;
- Hilfe außerhalb der Familie, um die familiären Verhältnisse zu verbessern.

Was können Sie tun?

1. **Überlegen Sie ernsthaft, für sich selbst eine Behandlung aufzunehmen.** Wenn Sie selbst psychische Probleme haben, die Sie nicht alleine oder mit Hilfe von Angehörigen bewältigen können, dann sollten Sie sich in psychotherapeutische Behandlung begeben. Bei den meisten psychischen Problemen kann heutzutage wirkungsvoll geholfen werden.

2. **Sprechen Sie mit Ihrem Kind über Ihre Probleme.** Wichtig ist, dass das Kind nicht das Gefühl entwickelt, dass es selbst an der Problematik der Eltern Schuld sei. Missbrauchen Sie das Kind aber nicht als Therapeuten oder Helfer. Sie sollten dem Kind jedoch erklären,

dass es Ihnen selbst nicht gut geht, dass Sie ein Problem haben und dass Sie deshalb manche Dinge nicht so machen können, wie es notwendig wäre. Wenn Sie selbst mit dem Kind nicht darüber sprechen können, dann bitten Sie Ihren Partner oder einen anderen Angehörigen, das zu tun. Nehmen Sie auf den Entwicklungsstand des Kindes Rücksicht. Aber schon Kindern im Kindergartenalter können einfache Informationen gegeben werden (die Mama ist krank; ihr geht es nicht gut).

3. **Sorgen Sie für Entlastung.** Wenn Sie sich mit der Erziehung Ihrer Kinder überfordert fühlen, dann sollten Sie zunächst mit Ihrem Partner, mit anderen Bezugspersonen oder auch Ihrem Therapeuten überlegen, wie Sie die Aufgaben in der Familien verteilen und sich entlasten können. Je stärker Sie an psychischen Problemen leiden, um so wichtiger ist es, dass dem Kind auch andere Bezugspersonen zur Verfügung stehen. Je älter das Kind ist, um so stärker können auch Personen und Gruppen außerhalb der Familie (Lehrer, Sportverein, Freunde) wichtige Bezugspunkte für Ihr Kind bilden. Manchmal sind die psychischen Probleme der Eltern so stark, dass sie nicht mehr für ihre Kinder sorgen können. Dann sollten Sie sich an das Jugendamt wenden und Hilfsmöglichkeiten besprechen.

4. **Sorgen Sie dafür, dass Ihr Kind behandelt wird.** Wenn das Kind selbst ausgeprägte psychische Probleme hat, dann sollten Sie Ihr Kind bei einem Arzt oder Kinderpsychologen vorstellen und bei ihm die Notwendigkeit einer Behandlung abklären.

Was können Therapeuten tun?

Therapeuten können einerseits den Eltern helfen, ihre eigenen psychischen Probleme in den Griff zu bekommen und die Anforderungen des täglichen Lebens zu bewältigen. Therapeuten können darüber hinaus den Kindern mit psychischen Problemen helfen, diese selbst und mit Hilfe Anderer zu bewältigen.

Weiterführende Literatur

Literatur für Eltern, Erzieher oder Lehrer

Lenz, A. (2005). *Kinder psychisch kranker Eltern.* Göttingen: Hogrefe.
Mattejat, F. & Lisofsky, B. (2005). *Nicht von schlechten Eltern: Kinder psychisch Kranker.* Bonn: Psychiatrie Verlag.

Literatur für Fachleute

Lenz, A. (2007). *Interventionen bei Kindern psychisch kranker Eltern. Grundlagen Diagnostik und therapeutische Maßnahmen*. Göttingen: Hogrefe.

4.2 Wenn die Eltern Partnerschaftsprobleme haben

Kennen Sie das?

Seit Jahren haben die Eltern immer wieder heftige Auseinandersetzungen und die Kinder geraten häufig zwischen die Fronten. Die jüngste Tochter schlägt sich auf die Seite der Mutter, der mittlere Sohn unterstützt den Vater und die älteste Tochter nimmt regelmäßig Reißaus, wenn zu Hause die Fetzen fliegen. Jetzt haben die Eltern sich zu einer Trennung entschlossen, sie können sich kaum noch vernünftig miteinander unterhalten, die gegenseitigen Verletzungen sind zu stark. Auch wenn es um die Kinder geht, streiten sie; die Kinder reagieren ängstlich, aggressiv oder ziehen sich zurück. Bei der Ältesten sind jetzt auch die Leistungen in der Schule abgefallen.

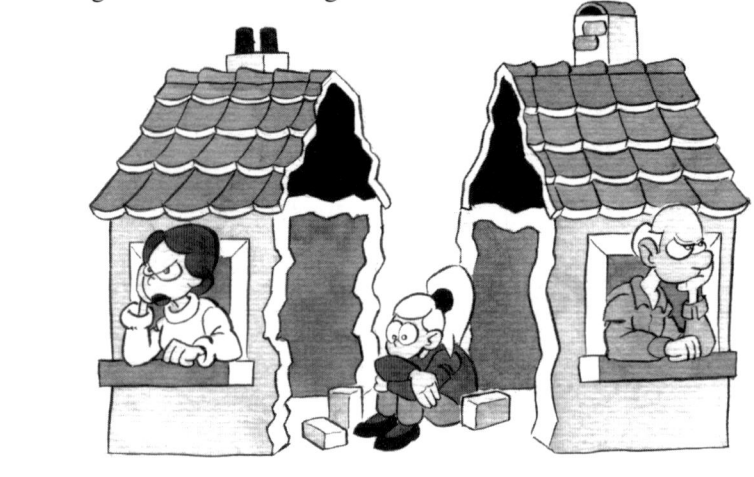

Das Problem

Auseinandersetzung zwischen Partnern gehören zu jeder Partnerschaft und den meisten Paaren gelingt es auch, Konflikte letztendlich gemeinsam zu klären. Wenn Kinder erfahren, dass auch einmal ein Streit zu einer Partnerschaft gehört, der sich aber letztendlich lösen lässt, dann kann das für ihre weitere Entwicklung eher hilfreich als hinderlich sein. Wenn aber Eltern permanent aneinandergeraten und Konflikte nicht lösen können und ihre Kinder möglicherweise auch noch in diese Auseinandersetzungen verwickeln, dann kann das eine erhebliche Belastung für die weitere Entwicklung der Kinder darstellen.

Eltern, die sich trennen wollen, machen sich Gedanken, ob dies ihren Kindern schadet. Manchmal kann jedoch eine Trennung die bessere Lösung darstellen. Viele Untersuchungen zeigen, dass permanenter Streit zwischen den Eltern schlimmere Auswirkungen haben kann als die Trennung der Eltern, wenn es den Eltern gelingt, eine für die Kinder klare Regelung zu finden.

Was können Sie tun?

1. **Versuchen Sie, die Partnerkonflikte zu lösen.** Das ist sicher leichter gesagt als getan! Aber am meisten helfen Sie Ihrem Kind, wenn es Ihnen gelingt, Ihre Partnerkonflikte zu lösen. Manchmal braucht man dazu eine fachliche Hilfe. Wenden Sie sich dazu an eine Beratungsstelle oder einen niedergelassenen Psychotherapeuten.

2. **Versuchen Sie, klare Vereinbarungen zu treffen, wenn Sie sich trennen.** Falls Sie sich zu einer Trennung von Ihrem Partner entschieden haben, dann sollten Sie daran denken, dass Sie gemeinsam als Eltern weiterhin eine Verantwortung haben. Sie sollten daher trotz aller Schwierigkeiten versuchen, gemeinsam Lösungen für die weitere Betreuung der Kinder zu finden. Je älter die Kinder sind, um so wichtiger ist es, sie aktiv in diesen Prozess einzubeziehen. Sie sollten aber der Versuchung möglichst widerstehen, die Kinder in Ihre Auseinandersetzungen hineinzuziehen. Trennen Sie möglichst klar zwischen Ihren Partnerproblemen und Ihrer Verantwortung als Eltern. Kinder sollten wissen, dass Mutter und Vater ihre Eltern bleiben, auch wenn die Ehe endet und die Eltern nicht mehr zusammen leben. Lange Sorgerechts-Diskussionen oder Druck auf die Kinder, „eine Seite zu wählen", kann besonders schädlich sein und die Belastungen durch die Scheidung noch verschlimmern.

3. **Reden Sie mit Ihrem Kind.** Konflikte zwischen Eltern und Trennung der Eltern kann von den Kindern falsch verstanden werden, wenn die Eltern ihnen nicht erklären, was passiert und was mit ihnen geschieht. Kinder glauben oft, sie hätten den Konflikt zwischen Mutter und Vater verursacht und fühlen sich verantwortlich dafür, ihre Eltern wieder zusammenzubringen.

4. Suchen Sie Hilfe. Wenn Sie spüren, dass sich der Prozess der Trennung sehr schwierig gestaltet oder wenn die Kinder sehr stark unter der Trennung leiden, dann sollten Sie fachliche Hilfe in Anspruch nehmen. Beratungsstellen und Psychotherapeuten können auch bei der Gestaltung des Trennungsprozesses sehr hilfreich sein.

Was können Therapeuten tun?

Therapeuten können einerseits den Eltern helfen, ihre Partnerprobleme zu lösen oder auch den Trennungsprozess begleiten. Ansprechpartner sind Beratungsstellen und niedergelassene Psychotherapeuten.

Wenn das Kind erheblich unter den Partnerproblemen der Eltern leidet und selbst psychische Auffälligkeiten entwickelt, dann können Therapeuten dem Kind und möglicherweise auch der ganzen Familie helfen. Wenden Sie sich in solchen Fällen an Erziehungsberatungsstellen oder an Kinder- und Jugendlichenpsychotherapeuten.

Weiterführende Literatur

Literatur für Eltern und Partner

Gloor Maung, P. (1996) *Mediation. Wie wir uns einigen, wenn wir uns trennen. Ein Scheidungs-Ratgeber.* Freiburg: Herder.

Herbert M. (1999). *Wenn die Eltern sich trennen – Trauer und Neubeginn.* Bern: Huber.

Schindler, L., Hahlweg, K. & Revenstorf, D. (1999). *Partnerschaftsprobleme: Möglichkeiten zur Bewältigung* (2., erweit. Aufl.). Berlin: Springer.

Literatur für Fachleute

Jaede, W., Wolf, J. & Zeller-König, B. (1996). *Gruppentraining mit Kindern aus Trennungs- und Scheidungsfamilien.* Weinheim: Psychologie Verlags Union.

Schindler, L., Hahlweg, K. & Revenstorf, D. (1998). *Partnerschaftsprobleme. Diagnose und Therapie. Therapiemanual* (2., erweit. Aufl.). Berlin: Springer.

4.3 Wenn Kinder und Jugendliche extremen Belastungen ausgesetzt sind

Das Problem

Manchmal werden Kinder außergewöhnlichen Belastungen ausgesetzt, die sogar katastrophale Ausmaße annehmen können. Die Ursachen solcher extremer Belastungen können vielfältig sein. Schwere Erkrankungen, Misshandlungen in der Familie oder Gewalterfahrungen außerhalb der Familie, Unfälle, Naturkatastrophen, sexuelle Missbrauchserfahrungen oder Vergewaltigungen sind die häufigsten Ursachen für solche extremen Belastungen. Mitunter können die Belastungen verborgen sein (z.B. bei sexuellem Missbrauch oder manchen Gewalterfahrungen) und die Eltern stellen Veränderungen an ihrem Kind fest, die sie sich zunächst nicht erklären können. Häufig ist jedoch die Belastung bekannt und die Eltern machen sich Sorgen, wie das Kind die Belastung verarbeiten kann.

Viele, aber nicht alle Kinder reagieren auf eine solche schweren Belastung (Trauma) mit bestimmten psychischen Auffälligkeiten, die wir als posttraumatische Belastungsstörung bezeichnen. Je stärker diese Belastung war, je länger sie andauerte, je kürzer sie zurück liegt und je enger die Beziehung zu anderen Opfern ist (z.B. bei einem Autounfall), um so stärker sind meist die psychischen Folgen ausgeprägt. Manche Kinder reagieren unmittelbar auf solche Belastungen mit Verwirrung oder Schreianfällen, sie können intensive Ängste entwickeln oder starke Hilflosigkeits- und Trauerreaktionen können auftreten. Manche Kinder blocken aber auch die schrecklichen Erfahrungen ab, sie können sie verdrängen und scheinen zunächst nicht stark auf die Belastung zu reagieren. Es gibt aber auch Kinder, die keine massiven Reaktionen entwickeln und dies keine Verdrängung oder Blockade darstellt. Manche sind also emotional weniger empfindsam, andere haben häufige Erinnerung an bestimmte Szenen, die sich immer wieder aufdrängen. Dies kann tagsüber sein aber auch im Schlaf. Jüngere Kinder spielen bestimmte Erfahrungen immer wieder durch, andere entwickeln körperliche Symptome wie Kopfschmerzen oder andere Beschwerden.

Die Reaktionen von Kindern und Jugendlichen auf schwere Belastungen können also sehr vielfältig sein; bei manchen Kindern klingen sie relativ rasch, innerhalb von Wochen oder Monaten nach dem Trauma ab, bei anderen können sie über Jahre weiterbestehen oder auch zu einem späteren Zeitpunkt wieder auftauchen.

Was können Sie tun?

1. **Sorgen Sie dafür, dass sich das Trauma nicht fortsetzt.** Wenn Kinder Opfer von Gewalt (auch sexueller Gewalt) geworden sind, dann ist es zunächst wichtig, dafür zu sorgen, dass sich die Gewalterfahrung nicht wiederholt.
2. **Geben Sie Ihrem Kind das Gefühl der Sicherheit und Geborgenheit.** Versuchen Sie, möglichst viel Ruhe zu bewahren. Wenn Sie selbst durch das Trauma sehr belastet sind, suchen Sie Personen, die Sie unterstützen können oder dem Kind das Gefühl der Sicherheit vermitteln können. Glücklicherweise vermindert sich die unmittelbare psychische Belastung durch ein Trauma häufig innerhalb kurzer Zeit.
3. **Bieten Sie dem Kind Möglichkeiten an, über das Trauma zu sprechen oder sich auf andere Weise auszudrücken.** Erzwingen Sie aber nichts, sondern respektieren Sie die Art und Weise wie das Kind mit dem Trauma umgeht. Häufig ist es wichtig, dass das Kind einen Ansprechpartner außerhalb der Familie hat, vor allem dann, wenn Sie selbst oder die Familie insgesamt von dem Trauma schwer betroffen sind.

Was können Therapeuten tun?

Die psychologische Behandlung von Kindern nach einem schweren Trauma hat sich in den letzten Jahren deutlich verbessert. Es gibt mittlerweile gut untersuchte Methoden, die bei Kindern und Jugendlichen helfen können, psychische Auffälligkeiten zu behandeln, die durch ein Trauma ausgelöst wurden. Wenden Sie sich an eine Beratungsstelle, einen niedergelassenen Kinder- und Jugendlichenpsychotherapeuten oder Kinder- und Jugendpsychiater.

Weiterführende Literatur

Literatur für Eltern, Erzieher oder Lehrer

Steil, R. & Rosner, R. (2008). *Ratgeber Posttraumatische Belastungsstörung.* Göttingen: Hogrefe.

Literatur für Fachleute

Fischer, G. & Riedesser, P. (2003). *Lehrbuch der Psychotraumatologie* (3. Aufl.). München: Reinhardt/UTB.

Steil, R. & Rosner, R. (2009). *Posttraumatische Belastungsstörung. Leitfaden Kinder- und Jugendpsychotherapie, Band 12.* Göttingen: Hogrefe.

5 Welche Hilfsmöglichkeiten gibt es?

Wenn die psychischen Probleme Ihres Kindes stark ausgeprägt sind und
Sie selbst schon vieles ohne durchschlagenden Erfolg probiert haben, dann
sollten Sie sich fachliche Hilfe bei einem Psychotherapeuten holen. Folgende Kriterien können Ihnen bei der Entscheidung helfen:

1. Das Kind leidet unter den Problemen sehr stark oder seine weitere
   Entwicklung wird durch die Probleme sehr belastet.
2. Die Probleme des Kindes in der Familie sind sehr stark ausgeprägt
   und beeinträchtigen das Zusammenleben in der Familie erheblich.
3. Die Probleme des Kindes treten nicht nur in der Familie auf, sondern
   sind auch im Kindergarten beziehungsweise in der Schule oder in
   anderen Situationen sehr stark ausgeprägt. Das Kind hat dadurch
   erhebliche Schwierigkeiten im Kindergarten oder in der Schule.
4. Die Probleme des Kindes bestehen schon lange.
5. In der Familie gibt es noch andere große Probleme, zum Beispiel
   starke Eheprobleme, psychische Probleme anderer Familienmitglieder (z. B. anderer Kinder, des Vaters oder der Mutter).

Je mehr von diesen fünf Punkten auf Ihr Kind und Ihre Familie zutreffen, um
so eher sollten Sie sich um eine fachliche Hilfe von Psychologen, Psychotherapeuten oder Kinder- und Jugendpsychiatern kümmern. Diese Fachleute arbeiten entweder in Institutionen, wie Beratungsstellen oder Kliniken, oder sie arbeiten im Rahmen einer Praxis. Psychotherapeuten sind im
Grundberuf meist Ärzte oder Psychologen. Die meisten Psychotherapeuten
bieten Therapien für Erwachsene an, manche arbeiten aber auch mit Kindern und Jugendlichen. Die Kinder- und Jugendlichenpsychotherapeuten
bieten ausschließlich Therapien für Kinder und Jugendliche an.

Es gibt zwei verschiedene *Arten von Psychotherapie,* die von den Krankenkassen anerkannt sind: die tiefenpsychologisch fundierte Psychotherapie und die Verhaltenstherapie. Seit langem gibt es Streit darüber, welche
der Therapieformen bei welchen psychischen Problemen von Kindern und
Jugendlichen besser geeignet ist. Es scheint sich jedoch immer mehr herauszukristallisieren, dass Verhaltenstherapie zumindest bei umgrenzten
psychischen Problemen (z. B. Einnässen und Einkoten oder bestimmte
Ängste) und bei Verhaltensauffälligkeiten, die durch Aggressivität, Aufmerksamkeitsprobleme oder hyperkinetische Verhaltensweisen gekennzeichnet sind, meist schneller hilft und auch effektiver ist. Bei anderen

Auffälligkeiten sind die wissenschaftlichen Erkenntnisse noch nicht so eindeutig, dass eine der beiden Therapierichtungen eindeutig bevorzugt werden kann. Die Fachgesellschaft der Fachärzte für Kinder- und Jugendpsychiatrie hat für verschiedene psychische Auffälligkeiten Leitlinien zur Diagnostik und Behandlung herausgegeben, denen entsprechende Empfehlungen entnommen werden können.

Neben der Verhaltenstherapie und der tiefenpsychologisch fundierten Psychotherapie gibt es noch andere Therapieformen, die sich zumindest teilweise für einige Störungsbilder als wirkungsvoll erwiesen haben, die aber in der Regel von den Krankenkassen nicht finanziert werden. Dazu zählen die (nondirektive) Spieltherapie, die Gesprächspsychotherapie und die Familientherapie. Viele Psychotherapeuten kombinieren jedoch auch verschiedene Therapieformen.

Bevor der Psychotherapeut eine Therapie durchführen kann, wird er in einigen Sitzungen mit Ihnen über die Probleme sprechen und Ihr Kind psychologisch untersuchen. Danach können Sie bei Ihrer Krankenkasse einen Antrag für die Behandlung Ihres Kindes stellen. Sie müssen die Bewilligung der Krankenkasse abwarten, bevor Sie sich sicher sein können, dass die Therapie auch von der Krankenkasse bezahlt wird. Die Krankenkasse wird immer nur eine bestimmte Anzahl von Sitzungen bewilligen.

Viele Psychotherapeuten arbeiten aber auch in Erziehungsberatungsstellen oder in Kliniken und bieten ähnliche Therapien an. In diesen Fällen entstehen entweder keine Kosten, welche die Krankenkassen übernehmen müssen oder die Abrechnung erfolgt auf anderen Wegen.

Oft werden die Eltern oder auch die gesamte Familie in die Therapie einbezogen. Falls Sie selbst eigene psychische Probleme haben, zum Beispiel Depressionen, Ängste oder Alkoholprobleme oder falls Sie starke Probleme mit Ihrem Partner oder Ihrer Partnerin haben, dann kann es sinnvoll sein, wenn Sie für sich selbst eine Psychotherapie in Anspruch nehmen.

Neben der Psychotherapie kann auch eine *medikamentöse Behandlung* wichtig sein. Eine medikamentöse Therapie kann nur von einem Arzt durchgeführt werden, meist ist der Kinder- und Jugendpsychiater hierfür der beste Ansprechpartner.

Häufig ist es auch wichtig, *andere Einrichtungen* einzubeziehen. Die Schule muss immer dann berücksichtigt werden, wenn psychische Probleme von Kindern und Jugendlichen sich auch in der Schule niederschlagen.

Häufig ist dann neben dem Lehrer auch der schulpsychologische Dienst ein wichtiger Ansprechpartner. Manchmal können psychische Probleme auch durch Umschulungen gelöst werden, beispielsweise wenn eine schulische Überforderung vorliegt. Für manche Kinder sind Sonder- oder Förderschulen besonders geeignet, auch um psychische Probleme zu vermindern.

Bei manchen Kindern und Jugendlichen mit psychischen Auffälligkeiten kann eine *teilstationäre oder stationäre Therapie* in einer kinder- und jugendpsychiatrischen Klinik notwendig werden. Dies ist besonders dann der Fall, wenn die psychischen Probleme des Kindes oder Jugendlichen sehr stark ausgeprägt sind, wenn eine ambulante Behandlung sich nicht als hilfreich erwiesen hat oder wenn in der Familie oder in der Schule auch bei ambulanter therapeutischer Unterstützung keine Hilfsmöglichkeiten mehr gesehen werden. Über die Notwendigkeit einer stationären Therapie kann nur der Arzt oder Psychotherapeut im Einzelfall entscheiden.

Neben den Hilfen, die Therapeuten, Beratungsstellen und Kliniken anbieten, können auch in bestimmten Fällen Hilfen des Jugendamtes in Anspruch genommen werden. Der Gesetzgeber hat im *Kinder- und Jugendhilfegesetz* ein Bündel von Hilfsmaßnahmen vorgesehen, das von der ambulanten Hilfe bis zur stationären Unterbringung in einem Heim reicht. Über die konkreten Hilfsmöglichkeiten können Sie sich bei Beratungsstellen, beim Arzt oder Kinderpsychologen und auch beim Jugendamt direkt erkundigen.

Literatur

Deutsche Gesellschaft für Kinder- und Jugendpsychiatrie und Psychotherapie, Berufsverband der Ärzte für Kinder- und Jugendpsychiatrie und Psychotherapie in Deutschland, Bundesarbeitsgemeinschaft der leitenden Klinikärzte für Kinder- und Jugendpsychiatrie und Psychotherapie (Hrsg.). (2007). *Leitlinien zu Diagnostik und Therapie von psychischen Störungen im Säuglings-, Kindes- und Jugendalter* (3. überarb. und erweit. Aufl.). Köln: Deutscher Ärzte Verlag. Internet: www.uni-duesseldorf.de/www/awmf.

Buchtipps

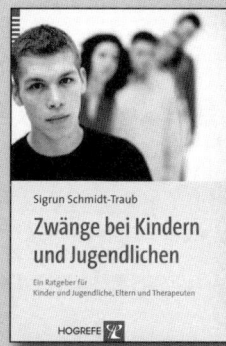
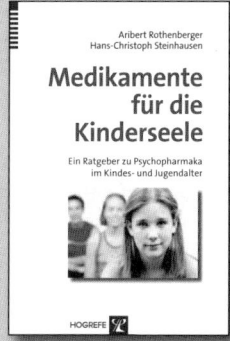
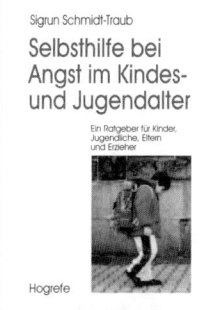
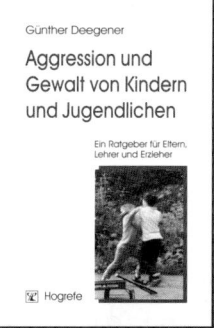

Buchtipps

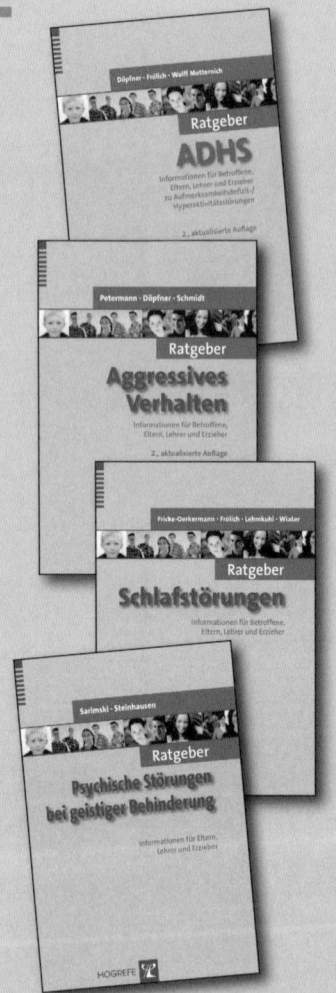

Ratgeber ADHS
ISBN: 978-3-8017-2104-6

Ratgeber Aggressives Verhalten
ISBN: 978-3-8017-2187-9

Ratgeber Einnässen
ISBN: 978-3-8017-1454-3

Ratgeber Autistische Störungen
ISBN: 978-3-8017-1633-2

Ratgeber Lese-Rechtschreibstörungen
ISBN: 978-3-8017-1635-6

Ratgeber Magersucht
ISBN: 978-3-8017-1919-7

Ratgeber Schlafstörungen
ISBN: 978-3-8017-1961-6

Ratgeber Rechenstörungen
ISBN: 978-3-8017-1955-5

Ratgeber Übergewicht
ISBN: 978-3-8017-1628-8

Ratgeber Psychische Störungen bei geistiger Behinderung
ISBN: 978-3-8017-2013-1